養好胃
身體自然變年輕！

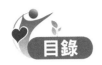

養好胃，身體自然變年輕！

本書為你解決擾人的胃食道逆流、胃脹氣、胃潰瘍及消化不良的胃痛！

PART 1 別輕忽胃食道逆流

PART 2 治療胃食道逆流的方式

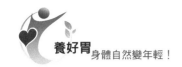

推薦序

本書適合做為您的護胃床頭書

文／林肇堂（臺灣消化系醫學會理事長、臺灣大學醫學院名譽教授）

　　很高興看到董氏基金會《大家健康》雜誌能出版這本《養好胃，身體自然變年輕！》。現代人的生活節奏緊湊，緊張壓力大，外食族群增加，胃食道逆流的廣告影片不停地在電視、媒體播出，讓胃食道逆流變成了這十年來最熱門的話題。

　　最常聽到的問候不是「你吃飽了嗎？」，反而成了「你又在胃食道逆流了嗎？」。加上胃幽門桿菌的發現，成功根除胃幽門桿菌，根治胃、十二指腸潰瘍，甚至預防胃癌都已不再是夢想，為什麼現代人還不斷地受胃痛、胃酸、胃炎……，這些胃病之苦？《大家健康》雜誌的這本好書，能邀請採訪到長庚醫學大學的陳邦基教授、臺大醫學院的吳

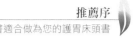

　　明賢教授，帶領臺灣消化醫學界的中生代菁英，並且加入中醫界的胃腸保健專家，也納入營養學的專家，一起從西醫、中醫、營養保健三個方向來診斷、治療胃食道逆流、胃潰瘍、胃痛、胃炎等這些胃病，並且加入各種食物營養療法，以達到全程治療，預防保健的目標。

　　當前資訊充斥，面對著海量數據的時代即將來臨，現代人無暇也難以選擇及讀取每天排山倒海而來的各類健康訊息。《大家健康》雜誌能出版這本《養好胃，身體自然變年輕！》，正是可以讓現代人在匆忙的行程中，很快地得到正確且簡明的健康訊息。本人為臺灣消化系醫學會理事長，特此鄭重推薦本書作為您護胃的床頭書。

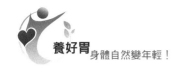

推薦序

人老胃不老，身體健康好！

文／陳邦基（林口長庚醫院胃腸科教授、顧問級醫師）

　　人的生理基本需求，不外乎「吃喝拉撒睡」：吃得下，排得出，睡得著，生活自然過得好。然而「民以食為天」，吃的問題擺第一，不只「人如其食」，吃不對還會「病從口入」呢！

　　食物從口腔進入消化道，經過食道，幾秒後即進入胃，在胃裡停留數小時（因食物不同而異），經過貯存，研磨，消化後再排空進入十二指腸、小腸、大腸，最後排出體外。因此胃是消化道很重要的第一道關口，攸關消化作用的優劣。

　　胃液的分泌量，一天有1.5到2公升，胃酸PH值在1.0到3.5間，胃酸有強力殺菌，活化胃蛋白酶功用。胃黏膜之不受

胃酸破壞侵蝕，有賴於黏膜之攻擊破壞因子（胃酸、胃蛋白酶、膽酸、缺血、缺氧、壓力、幽門桿菌、菸酒、消炎止痛藥、刺激性飲食）與防禦保護因子（黏液、重碳酸鹽分泌、黏膜血流、細胞再生、血管新生、前列腺素合成），兩者之間保持平衡狀態，才有完整的胃黏膜障壁。一旦失去平衡，如破壞因子增強或保護因子減弱，則會導致黏膜發炎、糜爛、潰瘍，甚至癌變。

人體生存必需的七大營養素，包括碳水化合物、蛋白質、脂肪、維生素、礦物質、水及纖維質（或植化素）。消化道的健康更與酵素及益生菌關係密切。因此要讓胃的年齡（內視鏡下的胃相）比實際的年齡（身分證上的）來得年輕，達到「胃腸好，人不老」的狀態，就必須從減輕胃在消化作用上的負擔來下手。

飲食的原則宜採取「均衡」、「少量」、「多樣」。規律的生活作息，多喝水，適量運動及休息，充足的睡眠，食物宜多蔬果，少紅肉，細嚼慢嚥，只吃七分飽，避免重口味（甜、鹹、油、酸、辣），不菸少酒，少藥及化學添加物，

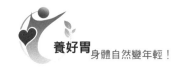

適當減壓（笑口常開、正面思考、感恩快樂的生活態度），便可以減少體內之代謝酵素及消化酵素的過度損耗，也能從飲食中攝取到充足的植化素、酵素，養好消化道內益生菌，對胃腸有很大的益處。

《大家健康》雜誌所出版之《養好胃，身體自然變年輕！》新書，內容匯集了各種常見的胃疾患，如胃酸逆流，胃炎，胃潰瘍，消化不良等主題，分別採訪胃腸專科醫師及營養師，請他們提供見解，從病史、臨床症狀、診斷、治療、中醫藥調理以及生活、飲食的保健之道，經由編輯群、記者的精心規劃整理，以淺顯易懂，深入淺出的流暢文筆來介紹，相信必能讓讀者閱後有豐盛的收穫，是以樂於撰序推薦。

推薦序

胃為心之窗，
情緒和壓力也會造成胃腸疾病！

文／吳明賢（臺大醫院健康管理中心主任、臺灣大學醫學系特聘教授兼主任）

　　身為胃腸專科醫師，每天接觸不同胃腸疾病的患者，除了遺傳及個人體質外，這些罹病的患者，共同特徵就是飲食與壓力失調。胃腸生病，人當然不舒服，連進食和心情都受到影響，生活更是被打亂。

　　我們胃腸醫學界常流行一句話：「胃為心之窗」，這句話一方面反映胃腸出差錯，會導致個案身體的病痛外，心理更是悶悶不樂；反過來則意謂情緒和壓力也會造成胃腸疾病。因此維持胃腸的健康，不僅關係身體健康，也和心理健康息息相關！

　　雖然現代人食物不虞匱乏，但是不患寡而患不均，加上

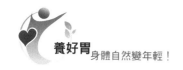
養好胃 身體自然變年輕！

繁忙緊湊的生活步調，在在都使胃腸疾病的發生水漲船高。

　　董氏基金會已成立30年，在菸害防制、心理衛生、食品營養的衛教方向，對國人的健康貢獻，有目共睹。另外與國人健康有關的重要議題，也透過《大家健康》這本雜誌的發行，來做民眾的基本教育。每期內容中，對常見的醫療保健問題，介紹與分析皆相當中肯與深入，其成效有口皆碑。

　　其中在與國人胃疾病最常見有關的胃食道逆流和胃潰瘍陸續有不少的探討，不僅有基本知識的介紹，也有專業中、西醫師的訪談與求證。從疾病的發生、常見表現、如何診斷、正確治療到日常保養皆有詳實的報導。這些篇幅散布在不同期別的《大家健康》雜誌中，於發行的當時確實引起很大的迴響，然事過境遷，日後想要再找相關資料，卻常遍尋不著而徒呼負負，因此有必要重新將相關資料匯整出版。

　　想對胃食道逆流和胃潰瘍有進一步了解的民眾，可以從《大家健康》雜誌出版的《養好胃，身體自然變年輕！》一書得到初步的解答。除了對上述疾病介紹外，這本書另一特色是有很好的保健資料，而且兼顧中西醫觀點。

有道是「預防勝於治療」，醫師只能幫病患減少傷害，恢復健康，若想進一步促進健康，正確的保健知識及實際付出行動還是只能靠自己而非靠醫師或藥物。維持均衡飲食、養成運動習慣，規律作息，適時紓壓，皆是胃腸保健的不二法門。而養好胃，心情愉快，身體健康，當然人看起來會神采奕奕，自然變年輕！

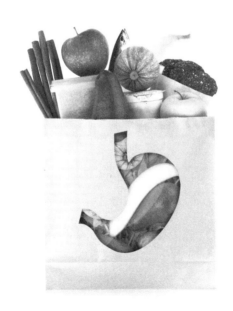

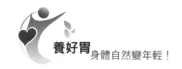

出版序

實用的顧胃方法，為你養好胃！

文／姚思遠（董氏基金會執行長）

　　《大家健康》雜誌除了雜誌發行外，近年來亦出版不少與醫療保健、心理勵志、公共衛生等類別的好書。其中與醫療保健相關的叢書《男人的定時炸彈──前列腺》、《當更年期遇上青春期》，分別得到2007年及2009年國民健康局（現改制為國民健康署）「好書推介獎」的肯定；去年底出版《照顧父母，這樣做才安心》一書，亦受到「中時開卷2014年2月主題推薦書單」的青睞。

　　我們一直秉持著用心製作每一本好書的理念，期望讀者看到好書，獲得實用的知識，豐富自己的身心靈。

　　此次，我們出版與醫療保健相關的新書《養好胃，身體自然變年輕！》。維持青春好氣色的關鍵就在「胃」。胃部

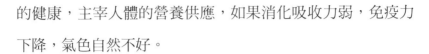

的健康，主宰人體的營養供應，如果消化吸收力弱，免疫力下降，氣色自然不好。

胃是很敏感的器官，不少人都有胃痛，甚至有胃食道逆流的困擾。或許很多人會認為胃部不適只是小毛病，不會影響身體健康，以為自行吞幾顆胃藥、胃乳片就好，這都是不正確的觀念，也輕忽了胃部在求救的警訊。

想改善胃部問題，可以從生活、飲食習慣做起，本書貼心為讀者整理出8個養好胃的觀念，值得參考：1.吃東西定時定量，不要暴飲暴食、過餓或是過飽。2.避免吃刺激性食物。3.蔬菜水果不可少。4.要吃早餐。5.注意飲水，少碰煙燻、醃漬、燒烤的食物。6.少熬夜、多運動。7.有胃食道逆流的人睡前不要進食。8.不吸菸及避免喝酒。

本書告訴讀者正確的養胃觀念和實用的顧胃方法。如果胃痛總是打擾你的生活，胃食道逆流、胃酸過多常讓你坐立難安，如果想要比實際年齡看起來更年輕，趕快懂得如何「養好胃」！

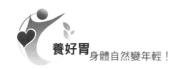
養好胃 身體自然變年輕！

養好胃，身體自然變年輕！

　　想要年輕不老，不能只顧外表，不顧裡子，尤其腸胃健康主宰人體的營養供應，若消化吸收力弱，免疫力下降，氣色自然不好，想要比實際年齡看來年輕，現在開始關心「胃」的健康！

　　很多人都有胃痛、胃脹的毛病，尤其從事業務工作的人，常在外應酬、聚餐，容易吃得太多、太撐，都容易讓胃不舒服，所以醫院永遠少不了胃腸不適的急診病患。不過，胃不好的人多半認為胃部不適只是小毛病，不會影響身體健康，常得過且過，吞幾顆胃藥、胃乳片或是躺著休息一下就會好，事實上，都輕忽了胃部求救的警訊。

　　臺大醫院健康管理中心主任、臺灣大學醫學系特聘教授兼主任吳明賢說明，自我檢測胃是否健康的方法不難，三餐有胃口、有食慾，消化吸收好，體重沒有明顯變化，排泄

也很正常，表示消化系統很健康。如果有食慾不佳、吃不下東西，胃部脹氣，心窩灼熱，上腹部疼痛，半年內體重增減10%以上（沒有刻意減重），排泄功能不順（不論是1天排便多於3次，或3天沒有排便，甚至大便質地不佳）等狀況，都有可能是胃不好的徵兆。

胃腸健康的人
比實際年齡看來年輕

首創新谷式大腸內視鏡插入法，為胃腸內視鏡學先驅的新谷弘實（ShinyaHiromi）醫師曾說過，人的年齡有3種，出生年齡、心理年齡及腸相年齡，從內視鏡即可看出一個人的胃腸黏膜狀態。健康的人，胃腸的外觀非常良好，腸相難看的人，表示腸道很髒、有糜爛現象，健康情況不佳。

林口長庚醫院胃腸科教授、顧問級醫師陳邦基認同腸相年齡的說法，表示：「胃腸健康的人，消化吸收良好，營養能夠供應全身，人會老化得比較慢，甚至看起來比身分證上

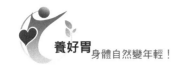
的實際年齡來得年輕。」

國人常忽略胃痛
忍到受不了才就診延誤治療

　　腸胃是消化系統的一部分，上接食道，下接十二指腸，位置約在人體肚臍以上的左上腹，胸部肋骨以下。胃有貯藏、攪拌及消化、排空功能，將吃進胃裡面的大塊食物研磨成小塊，再將大分子食物分解成小分子。腸有吸收、排泄、分泌、免疫功能，皆為人體重要的消化器官。

　　從胃部結構來看，吳明賢醫師指出，國人最常見的胃病包括胃食道逆流、消化不良及消化性潰瘍（胃潰瘍、十二指腸潰瘍）。對於胃病的治療，陳邦基醫師觀察到國人習慣到藥局買藥改善病情，常忍到承受不了時才到醫院就診，從門診的人數比例來看，可了解目前胃疾的比例：

1. **胃食道逆流**：100位患者中約有20位。

2. **消化不良**：100位患者中約有10位。

3. **消化性潰瘍**：包含胃潰瘍及十二指腸潰瘍，100位患者中約有5位。

4. **其他胃疾**：包含慢性胃炎、胃癌等。

4大警訊
需要持續注意

很多人都有胃部不適的經驗，到底何時要立即就醫？吳明賢醫師表示，如果胃疾合併血壓、心跳、體溫的變化，像噁心嘔吐時會出現心悸、流冷汗、血壓飆高等症狀，最好盡速就醫治療。若有以下症狀，也請注意程度是否惡化。

症狀1 食慾不振

胃口變差，吃不下東西，很多人都有類似的經驗，多數人直接認為與胃腸毛病有關聯，然而，食慾變差的原因很

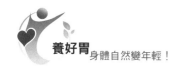
多，從情緒性的因素到其他器官的疼痛、發炎、癌症都有可能讓食慾變差。

症狀2 胃脹氣

是指氣體積聚在胃部，引起脹脹的不適感。陳邦基醫師表示，有時會與下腹部的腸脹氣混淆，所以要先確認是哪一個部位。分辨關鍵是以肚臍為分割點，肚臍以上的上腹部脹氣是「胃脹氣」，肚臍以下的下腹部脹氣是「腸脹氣」。

胃脹氣原因很多，很可能是吃了易產氣的食物，或吃飯太快、吃了太油膩的食物引起，還有些人是乳糖不耐症或大腸激躁症所致。吳明賢醫師指出，脹氣也有可能是腹部積水或肥胖油脂造成，務必要先了解原因。

小提醒

胃脹氣可能是偶發，有時會持續一週以上，若嚴重影響到飲食、睡眠，就必須就醫看診。

症狀3 ▶ **噁心與嘔吐**

噁心是一種將要嘔吐的不適感，而嘔吐，是上腹部要用力將胃裡面的東西從嘴中噴出來，經常是不自主的一種動作，且會伴隨噁心感。吳明賢醫師表示，胃腸功能不好時，通常伴隨噁心嘔吐的症狀，但仍然常見於全身性代謝性疾病，像糖尿病、尿毒症、神經性疾病、中樞不平衡的眩暈，甚至腦瘤、肝膽發炎都會出現噁心與嘔吐症狀。

小提醒

噁心與嘔吐原因很多，若持續進行，甚至愈來愈嚴重，像嘔吐且發燒超過48小時、嘔吐物含有鮮血、深咖啡色內容物時，就必須立即就醫治療。

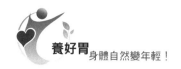
症狀4 腹部疼痛

　　腹部疼痛不見得都是胃的問題，陳邦基醫師表示，臨床經驗中，很多民眾會將上腹痛的胃痛與下腹部的疼痛混淆，必須先釐清疼痛位置，胃痛是指肚臍以上、胸骨以下的位置疼痛。確定胃部疼痛後，還必須記錄疼痛時間及頻率，是餓了會痛，還是吃飽後會痛，或是晚上睡覺後痛到醒？以利醫師做正確的診斷。

小提醒

每個人對腹部疼痛都有主觀的認定，描述上也有不同，所以會有悶痛、刺痛、痙攣痛、脹痛、絞痛、抽痛等痛法，若是疼痛頻繁及持續進行，甚至痛的情況愈來愈嚴重時，絕不可拖延，應盡速就醫。

（採訪整理／梁雲芳、楊育浩）

PART 1

別輕忽
胃食道逆流

打嗝打不停？

或上腹部、心窩處有不舒服的燒灼感？

當心胃食道逆流找上你！

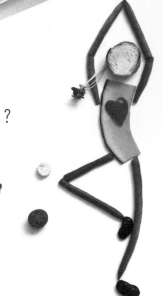

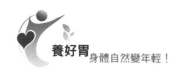

火燒心，「胃」什麼有此症狀？

　　胸口灼熱、咳嗽不癒、吞嚥困難、喉嚨常覺得有異物，卻老是檢查不出毛病？當心是胃食道逆流作祟！胃食道逆流已成為現代文明病之一，卻難以根治，怎麼做才能拋開它帶來的身心困擾？

　　宛玲在報社上班，一到截稿時間，她的打嗝聲便驚天動地，因而尷尬不已；此外，她常感覺心口有一把火在燒，心絞痛時，男同事還笑她效法「西施捧心」。

　　敏芳今年50歲，孩子長大後，她最大的樂趣就是吃過晚飯，斜躺在沙發上觀賞八點檔連續劇。但最近，只要一躺下就開始不舒服，一股酸水從胃裡湧出，喉頭立刻燒燒的，肚子也悶悶的，她邊清喉嚨邊想：「是不是太胖了？還是身體出毛病？」

42歲的佑琳，從事美髮業已經20多年，因為工作的關係，常三餐不定時不定量，最近幫客人做造型時，常因身體姿勢改變而感到胸口疼痛，嚴重時還想吐，而胸口不時傳來的灼熱感也讓她夜晚無法入睡，就醫檢查才發現，原來是嚴重的胃食道逆流……

你曾遇到這樣的困擾嗎？

屏東寶建醫院一般外科主治醫師李國忠指出，「胃食道逆流」顧名思義是指食道與胃部相連的「賁門」不適當地打開，造成胃酸或胃中的食物反流入食道。一般人的食道均可快速清除而不會造成不適，如果逆流過於頻繁，造成食道不適或傷害，便產生「胃食道逆流疾病」。

小常識

什麼是「賁門」？

這是食道末端和胃部連接處的一個括約肌組織，具有收縮功能，能夠收緊胃部的上端，在胃部蠕動過程中，可防止胃部內容物回流進入食道。

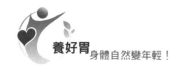

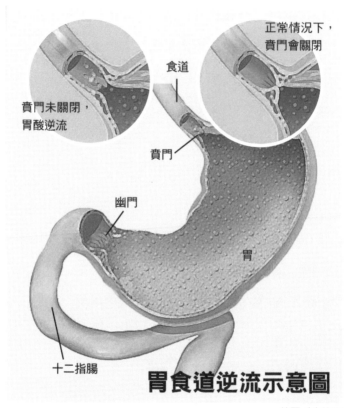

正常情況下，賁門會關閉

食道

賁門未關閉，胃酸逆流

賁門

幽門

胃

十二指腸

胃食道逆流示意圖

繪圖／廖婉甄

　　這種因食道長期受胃酸侵犯，引發黏膜發炎、潰瘍的現象，進而胸口發熱，上腹部或心窩處產生不舒服的燒灼感，俗稱「火燒心」（Heartburn）。

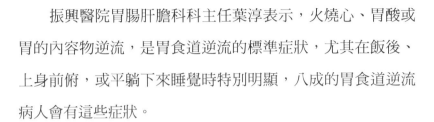

振興醫院胃腸肝膽科科主任葉淳表示，火燒心、胃酸或胃的內容物逆流，是胃食道逆流的標準症狀，尤其在飯後、上身前俯，或平躺下來睡覺時特別明顯，八成的胃食道逆流病人會有這些症狀。

胃食道逆流還有一些不標準的症狀，例如：心絞痛，胸口覺得緊緊的；牙齒的釉質不好；喉頭老覺得有異物哽住，不斷地清喉嚨；氣管吸入胃酸，或胃酸刺激迷走神經，引發氣喘等呼吸道症狀。

時代演變，胃食道逆流增多
成為當前國人最常見的胃疾

30年前，到腸胃科門診看診的病患，症狀以十二指腸潰瘍、胃潰瘍、消化不良、胃炎居多，胃食道逆流的患者並不多見，約占2％。30年後的現在，隨著醫學研究證實幽門桿菌感染是胃及十二指腸潰瘍致病主因，採取根除治療後，看診患病人數逐年減少，反而是胃食道逆流患者逐年增加。根

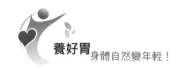

據1995年到2009年的統計，胃食道逆流盛行率從5％上升到25％。此外，胃食道逆流也是一種老化性疾病，40歲以上的好發比例呈等比級數上升。

林口長庚醫院胃腸科教授、顧問級醫師陳邦基，從醫達36年，親身見證到胃食道逆流是目前國人最常見的胃疾。他表示，進行胃鏡檢查時，胃食道逆流的比例已增加到50％，只因胃食道逆流表現的症狀很廣泛，且絕大多數的症狀會表現在非消化系統方面，像胸痛、心絞痛、氣喘、吸入性肺炎、失眠、咳嗽等不一的症狀，很多患者會先掛其他科別，轉診至腸肝膽科以後，才確診是胃食道逆流所引起。

4條導火線
引起胃食道逆流

胃食道逆流大都是體質，與長期不正常的生活、飲食習慣所致。

葉淳主任指出，有些人胃的消化能力較差，胃與食道

交界處的括約肌（賁門）較鬆弛，而工作壓力大、作息不正常、暴飲暴食，及不忌菸、酒、咖啡等，也會加劇胃食道逆流的症狀。

透過胃鏡觀察，一個良好的胃，上半部應是鬆軟的，能包納食物；下半部則很有力，能磨碎食物。精神容易緊張的人，胃的上半部經常是緊的，食物自然容易逆流。

導致胃食道逆流疾病的因素不單純，李國忠醫師歸納4項可能原因。

1. 食道、胃之間的括約肌功能不佳

其原因包括硬皮症、服用平滑肌肌肉鬆弛劑類的藥物（如乙型交感神經阻斷劑、支氣管擴張劑、鈣離子通道阻斷劑）、懷孕、抽菸，或曾經接受迷走神經阻斷減酸手術等。

2. 心理壓力大、交感與副交感神經失調

造成胃痙攣，空氣無法往下跑，食物下不去，導致胃食道逆流。

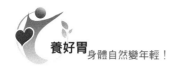

3. 腹部壓力太高

例如肥胖、懷孕或肝硬化合併大量腹水等，而產生胃食道逆流。

4. 天生結構上的缺陷

例如裂孔型疝氣（Hiatal Hernia），正常食道與胃的交接處在腹內，有些人卻位於胸腔，導致壓力改變而造成胃食道逆流。

（採訪整理／陳宏莉、梁雲芳）

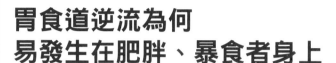

胃食道逆流為何
易發生在肥胖、暴食者身上

　　32歲的傑夫在科技業從業8年，三餐不定時，早餐來不及吃，只喝咖啡提神，案子進來時，會議一個接著一個開，午餐只能隨口塞兩口麵包果腹，常加班到11點才吃晚餐，平時又有吸菸習慣，長期下來，已有胃食道逆流、胃潰瘍等毛病，胃部不適已是家常便飯。

　　提起胃食道逆流，一般人可能不了解，若是提到「火燒心」，多數人就會有相同感受，常會覺得胃液逆流到食道、咽喉，甚至進入氣管，讓胸口很悶、有灼熱痛，嚴重造成生活上的困擾。

　　胃食道逆流是一種慢性胃病，不會立即改善，需要長時

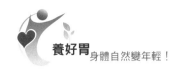
間治療。30年前發生比例非常小，約在2％，多數人並不了解
此病的症狀，近10年來，比例愈來愈高，根據臺大醫院內科
部胃腸肝膽科暨健康管理中心主治醫師李宜家所發表的研究
顯示，2001年，國人胃食道逆流症盛行率約7％，至2004～
2005年則攀升至14.2％，成長了一倍，若從各家醫院統計，
目前平均每100個人就有10～20人有胃食道逆流症，且比例仍
在持續攀升。林口長庚醫院胃腸科教授、顧問級醫師陳邦基
表示，根據1995年到2009年的統計，胃食道逆流盛行率從5％
上升到25％。

高油高糖食物刺激胃酸分泌
肥胖增加腹壓，加重胃液逆流

胃食道逆流成為臨床最常見的胃疾，和國人飲食習慣的
改變及體重過胖有很大的關係。

隨著飲食西化，高熱量、高油脂及高糖食物吃多了，會
刺激胃分泌過多胃酸、膽汁、胃蛋白酶，會出現噯氣、嘔酸

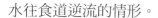

水往食道逆流的情形。

其次，吃太好會囤積熱量，造成體重過重，肥胖的脂肪會有腹壓，直接壓擠到胃部，也加重胃液向上逆流的問題，若又穿上緊身衣維持苗條身材，腹壓加上緊身衣的雙重壓力，更助長胃食道逆流的嚴重性。

再者，年紀增長，食道括約肌的張力會鬆弛，使得食道末端和胃部連接處的賁門括約肌收縮功能不良，造成賁門關閉不緊，使得胃裡的胃酸、分泌物、內容物跑到食道裡，所以年紀愈大，得到胃食道逆流的機率愈高。

另外，現代人對於胃部不適的自覺性提高，加上內視鏡醫療技術不斷進步，皆有助於提早發現胃食道逆流，也是此病比例增高的原因。

（採訪整理／梁雲芳）

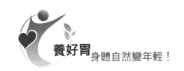
別把「火燒心」當小毛病！小心食道、肺部都遭殃

近年來，國人胃食道逆流的問題愈來愈嚴重，為此求診的病患也有增加的趨勢。據統計，在過去十年間，胃食道逆流的患者比例已增加到25％，且女性比男性風險高，臨床上也發現，此症偏好集中於某些工時長、工作壓力沉重的行業。

猶如肚子裡的火山
胃酸逆流讓食道、黏膜、牙齒皆損傷

花蓮慈濟醫院內科部主任陳健麟表示，國人常見的胃食道逆流症，稱之為「肚子裡的火山」，原因在於當胃酸逆

流時，猶如火山爆發般湧向食道及咽喉，形成的灼熱感，不但會讓胸口悶痛、食道黏膜受傷，甚至會嗆到忍不住咳嗽或聲帶受損。嚴重者，甚至半夜熟睡時，還會被逆流的胃酸嗆醒。

輕微的胃食道逆流，症狀可能是在吃飽飯後，胸口有一點熱熱燒燒的不舒服或疼痛感，當胃液從胃裡往上移動到食道時，患者會感到胃裡面的成分或胃酸通過胸腔，有時候要跟打嗝作區別。當胃液逆流到口腔，口腔可能會有酸液的感覺，或嘴裡有很重的味道（通常是胃酸反覆逆流到口腔所致），心窩的灼熱感可能還伴隨一點噁心，或吞嚥時不舒服的感覺。

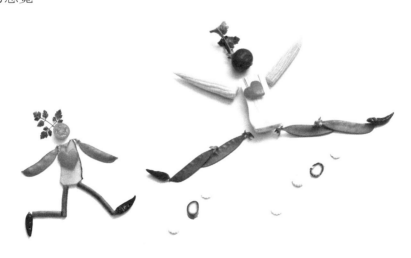

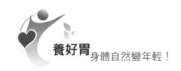

入睡時胃酸逆流
易造成呼吸不順、惡化肺疾

　　最嚴重的胃液逆流症狀常發生在晚上入睡躺平時，因胃酸可能會逆流到咽喉或胸腔裡，造成呼吸不順，導致咳嗽或嗆醒，這也會讓原有的肺病更加嚴重，甚至導致肺炎，有時還可能影響生命安全。

　　陳健麟醫師門診常見到感覺吞嚥不適或吞嚥卡卡的病患，這是因反覆的胃酸逆流導致食道黏膜受傷，當食物經過，便會產生不舒服或疼痛的感覺。此外，反覆性的胃食道逆流，常使食道傷口結痂，產生慢性的病變以及食道狹窄，導致吞嚥困難，這時已演變成很嚴重的慢性胃食道逆流症的併發症。

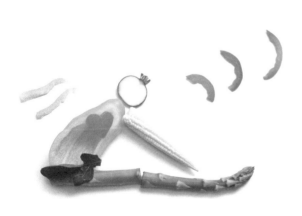

胃食道逆流症狀多
易與心絞痛混淆

　　臺北市立聯合醫院中醫院區中醫婦科主治醫師楊素卿表示，俗稱「火燒心」的胃食道逆流並非文明病，古時候中醫就有「胃脘痛」或反胃、反酸、吞酸、嘈雜、呃逆等說法，並很科學的指出：此症容易與胸痹、真心痛等心臟疾病混淆，原因是：其灼熱感出現在胸部中央近心臟處。

　　臨床上，胃食道逆流也很容易和心絞痛混淆，原因在於，心灼熱的感覺有時會形成於胃上方近心臟處，往往讓患者誤以為自己是心臟病發作。此外，壓力所產生的荷爾蒙，會增加心臟負荷，導致血壓過高而心絞痛，出現和胃食道逆流引發的胸痛相似的表徵，所以在臨床上，這兩種病必須就醫加以鑑別，才能對症治療。

（採訪整理／張慧心）

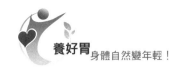

哪 6 大族群
更要提防胃食道逆流？

危險族群 1 懷孕或更年期婦女

以性別來看，女性常比男性更容易得到胃食道逆流症，這可能與女性荷爾蒙雌激素或黃體素有關，原因是：女性荷爾蒙與食道的肌肉放鬆有連帶關係，特別是懷孕或更年期的婦女，較易因荷爾蒙改變，而產生胃食道逆流的症狀。

危險族群 2 不定時用餐者

花蓮慈濟醫院內科部主任陳健麟發現，胃食道逆流症的好發族群，常見於服務業或是工作性質會影響到飲食習慣、

壓力、生活型態的職業，像美容師、司機、記者、業務員，常因工作需要而延誤正常的吃飯時間，也常因趕時間而囫圇吞棗，導致年紀輕輕就罹患胃食道逆流症。

危險族群3 暴飲暴食、愛喝酒抽菸、過度服藥者

臨床上也見到不少患者是家族遺傳或隔代遺傳。不過，和基因因素比起來，不良的生活、飲食、運動習慣，例如暴飲暴食（這項尤其明顯）、愛喝酒、抽菸、過度服藥、體重過重、愛喝碳酸飲料、嗜吃辛辣油炸食物，更易導致胃食道逆流。

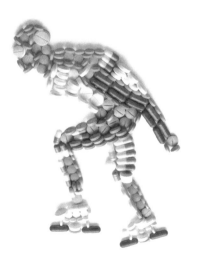

此外，含咖啡因的食物，例如茶類，如果適量飲用，可以改善胃食道逆流，但如果過度飲用，則會讓下食道括約肌放鬆導致逆流。

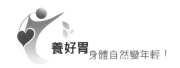

危險族群 4　工作壓力大者

有些講求工作效率的職業或身分，例如銀行業者、證券業者，以及面臨考試的學生等，可能因長期焦慮、情緒緊張、壓力大等原因，導致食道的上皮細胞交界結構改變，使胃酸更容易跑到食道，產生類似胃食道逆流症的表徵。

危險族群 5　嬰兒及小朋友

需注意的是，臨床發現不少嬰兒及小朋友，竟也罹患胃食道逆流症，只是症狀跟大人不同。

嬰兒吃飽飯後易因躁動，產生嗝氣、嘔吐或間歇性的咳嗽，導致嬰兒體重不易上升、經常腸絞痛。所以當寶寶喝完奶後，爸媽一定要輕拍背部，幫助其順利嗝氣，以免空氣跟壓力造成胃食道逆流。

危險族群6 愛吃甜食、高油脂食物者

若孩子愛喝飲料、吃甜食，以及常吃高熱量、高油脂的食物，高糖高脂的飲食會刺激胃分泌過多胃酸、膽汁、胃蛋白酶，易出現噯氣、嘔酸水的情形，這可能使小朋友年紀小小就罹患胃食道逆流症，甚至導致氣喘，所以父母應從小建立孩子健康的生活習慣，避免飲用碳酸飲料、酒精飲品，且少吃油炸高脂的食物。

此外，也建議父母讓孩子早一點吃晚餐，避免孩子吃完晚餐沒多久就要躺平入睡，增加了胃食道逆流症的可能。

（採訪整理 ／張慧心）

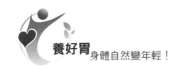
胃食道逆流不治療
會變食道癌？

胃酸逆流常讓喉嚨及食道感到不適，聽聞胃酸長期侵蝕，恐得食道癌，這是真的嗎？機率有多高？

胃酸反覆逆流刺激食道
易使胸口灼熱，甚至酸蝕牙齒

40歲的育奇從高中開始就有胃食道逆流的問題，隨著出社會後工作忙，三餐不定時，逆流問題更加嚴重。近日看到新聞報導，有人長期胃食道逆流，2個月前因食慾不振，檢查後發現已罹患食道癌，癌細胞也已擴散全身！嚇得他很怕自己也會罹癌，到底罹患食道癌機率有多高？

胃食道逆流是胃部的內容物，包括胃液、胃酸、蛋白酵素、膽汁、胰液等，過度回流進入食道，造成組織出現異常狀態。過度回流的原因，可能是食道與胃交接處的賁門異常鬆弛或不正常打開，致使胃酸逆流刺激食道。當胃酸不定時、反覆逆流刺激食道，此時出現的典型症狀有胸口灼熱（俗稱火燒心）、胃酸逆流，甚至連牙齒都會受到胃酸波及導致痠痛。

不理會食道黏膜潰爛
將愈破愈大，結痂後引起不適

林口長庚醫院胃腸科教授、顧問級醫師陳邦基解釋，由於食道黏膜對胃酸的抵抗力薄弱，長期下來，會造成食道發炎、潰瘍、出血，當潰瘍結痂後，會出現食道狹症，吞嚥困難現象，但比例不是很高。

臨床上常見患者食道黏膜反覆潰爛，結痂後引起不適症狀，若能早日控制，減少胃酸逆流狀況，可降低食道黏膜反

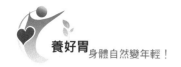

覆破損的發作機率。

罹患食道癌機率比白種人低
但仍需積極接受治療

　　黏膜潰爛長期不治療，食道黏膜細胞有可能發生變性，形成巴瑞特氏食道症（Barrett's esophagus, BE），是誘發食道癌的因子，幸而發生比例不高。臺北醫學大學附設醫院消化內科醫師羅鴻源表示，國內病例在各大醫院案例只有個位數，亞洲國家發生的案例雖比臺灣高，也在10％以下，比起西方白種人的比例為低。

　　2009年《Digestive Disease Science》期刊刊載一篇全球28萬人次內視鏡檢查的統計顯示，白種人的食道發炎是17.3％、狹窄比例是9.5％、巴瑞特氏食道症為4.5％，但亞洲人的比例依序為9.5％、1.8％、1.8％。2011年的《Gastroenterology》期刊亦刊載一篇研究指出，巴瑞特氏食道症患者轉為食道癌的比例為每年0.5％，機率不高。陳邦基

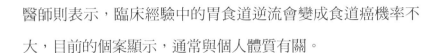

醫師則表示，臨床經驗中的胃食道逆流會變成食道癌機率不大，目前的個案顯示，通常與個人體質有關。

勿因怕逆流而不敢進食
積極治療，有機會回復正常生活

胃食道逆流演變成嚴重的食道狹窄、吞嚥困難、食道癌機率不高，但羅鴻源醫師表示，胃酸等胃部內容物逆流入食道時的不適感值得注意，畢竟每個人的發作頻率、時間不同，會引起哪一類的不適感也不盡相同，容易影響飲食、生活品質。有一位病患擔心吃太多，胃酸會逆流到食道，所以不敢吃太多，常是隨便吃一碗麵或米粉，不再吃其他食物，陳邦基醫師擔心有可能出現反覆破損、結痂情況，甚至營養不良等困擾，因此呼籲積極接受治療，才有機會回復到正常的生活。

（採訪整理／梁雲芳）

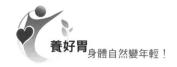
小常識

胃食道逆流分4等級

目前診斷胃食道逆流是透過內視鏡觀察食道黏膜下端變化，可分為ABCD四個等級：

A級

症狀最輕，是指食道黏膜破損1～2處，長度小於5公釐。

B級

症狀稍為嚴重，是指食道黏膜破損1～2處，但長度大於5公釐。大部分的患者屬於A、B兩級症狀，經過治療及改善生活型態，破損黏膜容易癒合，復發率不高。

C級

若病患不積極治療，食道黏膜破損處可能愈來愈多，級數就會愈來愈高。若出現二處黏膜破損接連融合情況，且潰爛之處在75%以內，屬於C級症狀。

D級

若食道黏膜潰爛之處超過75%，就會變成嚴重的D級，建議患者立即積極治療。

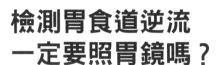

檢測胃食道逆流
一定要照胃鏡嗎？

　　胃不舒服，好像是胃食道逆流，想到照胃鏡就覺得好可怕，不敢進一步檢查！

　　其實你還有其他檢查方式可以選擇！以下將一一介紹。

1 胃鏡檢查很安全
但非百分百精確

　　要診斷胃食道逆流的方式有很多種，花蓮慈濟醫院內科部主任陳健麟表示，最簡單的就是胃鏡檢查（全名為食道、胃、十二指腸鏡），也就是利用一條直徑約一公分的黑色塑膠包裹著光纖維的細長管子，利用照相原理將管線送入胃

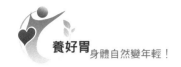
部，幫助醫師清楚觀察整個上消化道的狀況及病變，例如潰瘍、息肉、發炎、腫瘤、出血源等，並做進一步的治療。

　　大約有半數的胃食道逆流病患在胃鏡的檢查中可以看到不正常的現象，例如食道黏膜有無破皮、發炎、巴瑞特氏變形病症等，甚至可依病患吞嚥困難、食道狹窄、病變情況，評估是否為食道癌的高危險群或是胃癌的家族史患者。而其中巴瑞特氏食道變型症，是指胃酸經常跑到食道，轉變成慢性食道發炎，導致食道黏膜型態及結構改變，若不積極治療，日久易增加罹患食道癌的機會。

　　目前胃鏡檢查是常規且很安全的檢查，但因檢查過程會帶來一些不適，例如咽喉不適、上腹部脹氣，所以大多數醫院都有提供無痛麻醉的方式讓病患選擇，但有些人可能對麻醉有些風險反應，例如高血壓，心臟病等。此外，也擔心在無痛的情況下導致胃出血和穿孔，所以醫生及病患皆需小心注意。

　　胃鏡檢查屬於間接性診斷，並非百分之百精準，對於用藥治療的評估與療效有所限制，所以臨床上，真正可確立胃

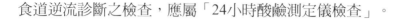

食道逆流診斷之檢查，應屬「24小時酸鹼測定儀檢查」。

② 24小時酸鹼測定儀不需麻醉
數據詳細客觀

24小時酸鹼測定儀檢查方式是透過非常細小的管線，管線一端連接主機，進行監測記錄，另一端則是感應器，經由鼻腔進入食道，將端點置於胃食道括約肌上方的定位點，透過管線傳導訊息，隨時監測定位點的酸鹼值，再將資訊傳回主機。

雖然管線需經由鼻腔至食道，但因管線十分細小，不會影響患者生活起居與飲食，也不會造成不適。主機儀器約手掌大，可像手機一樣隨身側背攜帶，進行24小時的酸鹼測定時，患者需記錄自己的用餐時間、不適症狀產生時間、口服藥物時間、姿勢改變時間等，進行一日的監測後，將主機資料透過紅外線傳輸至電腦，並搭配患者記錄單，便可確定患者是否為胃食道逆流患者，並作為用藥評估參考。

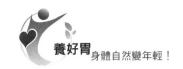
24小時酸鹼監測器的優點是，可以直接測量食道暴露於胃酸下的時間，建立黃金標準，是客觀且科學的證據，再搭配患者的各項紀錄，不但可評估用藥成效，也可分析酸鹼值與疾病症狀的相關性，例如：睡覺時逆流嚴重，顯示患者病情容易趨於嚴重。

另外，部分敏感性體質的患者，即使目前沒有發生胃食道逆流，但因過去食道長期受傷，過度敏感，透過上述的檢查，可確定診斷，給予正確的治療。

③ 食道機能檢查
可檢測食道功能是否失調

在24小時酸鹼測定儀檢查前，有些醫生會採用「食道機能檢查方式」，觀察食道吞嚥及排空的功能，據以診斷食道（包括口腔至食道，最後到胃的過程）收縮功能的表現是否正常。

此項檢查的過程不需要麻醉，是將管子由鼻子放置到食

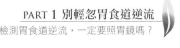

道裡，而管子的管徑寬度就像食用的義大利麵條一樣，過程中會請患者做幾次吞嚥動作。

這部儀器可以測試每一次吞嚥時，食道將食物送到胃的運作是否正常，此外，也測量下食道括約肌鬆弛的程度，這樣可讓醫師判讀壓力是否正常。

這項檢查也是醫生是否放置24小時酸鹼測定儀器位置的重要數據，食道功能檢測儀不僅可以診斷胃食道逆流症相關之食道功能失調，還可作為食道功能不良疾病的早期診斷與術前評估，尤其是針對臨床上食道功能遲緩的病患，有助早期發現與治療，並給予完整的術前評估。

（採訪整理／張慧心）

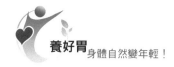

小常識

各項胃食道逆流檢查優缺點比較

檢查項目	進行方式	檢查範圍	功用	優缺點
胃鏡檢查	直徑1公分光纖管直接進入胃部檢查。	食道、胃、十二指腸。	清楚觀察整個上消化道的狀況及病變。	• 優點：廣泛了解食道、胃部、十二指腸等疾病。 • 缺點：檢查過程可能會不舒服，可考慮無痛檢查。
24小時酸鹼測定儀檢查	患者隨身帶著酸鹼測定儀器，管線經由鼻子置入食道後再進入胃部頂端。	偵測食道內部胃酸暴露的情形。	可了解過去24小時內食道胃酸的變化值，及有無病態性胃食道逆流症。	• 優點：可診斷是否為胃食道逆流症或是因食道逆流症引發的非典型症狀，例如咳嗽、胸痛等。 • 缺點：需攜帶24小時的檢查儀器，可能會影響部分的日常生活。
食道機能檢測儀檢查	類似義大利麵條寬度的細軟管放入食道體內檢查。	食道。	檢查食道整體的功能與下食道括約肌功能的表現。	• 優點：可正確診斷食道功能蠕動異常。 • 缺點：對胃食道逆流症無法100%確認。

PART 2
治療胃食道逆流的方式

如何從飲食、生活改善！

藥物治療必須注意的重點！

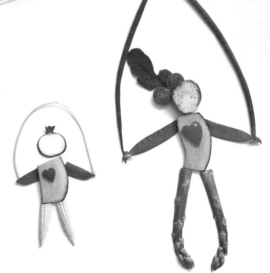

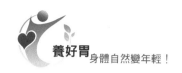

胃食道逆流 5 大用藥效用大解析！

　　治療胃食道逆流，一般仍以吃藥及改善生活作息、身心壓力為主，少部分才會建議進行腹腔鏡手術治療。花蓮慈濟醫院內科部主任陳健麟介紹常見的治療藥物如下：

1 中和胃酸劑

　　這是一類常用來中和胃酸的抑制劑，例如坊間的胃乳片，它可針對立即性症狀做改善。中和胃酸劑可在一般的藥局買到，且不需要醫師的處方。它的劑型有藥丸、藥粉、咀嚼片，主要目的是提供一個介質來阻斷食道胃酸的產生，這些中和胃酸的藥物是第一線治療輕微胃食道逆流症的選擇。

☞ 正確服用方式

必須在進食前服用或是空腹食用，以免影響藥物效果。

② 黏膜附著保護劑

此藥物成分為氫氧化鋁蔗糖硫酸鹽複合物，早期用於治療消化性潰瘍。其主要作用是對發炎的黏膜組織形成保護層，避免黏膜被胃酸侵蝕，因此可抵擋胃酸、消化酶及膽汁的傷害。此外，它也會促進黏膜分泌、碳酸氫鈉的產生，幫助黏膜傷口癒合。

使用此類藥物需要醫師處方，而且僅對輕微的胃食道逆流症的病患有效，對「輕中度」以上胃食道逆流患者的治療效果較差。

☞ 正確服用方式

建議1天服用4次，一般在進食前服用。此藥物不會影響母體及胎兒的安全，可在使用治療胃食道逆流症最有效的最

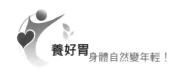

後一線藥物「氫離子幫浦抑制劑」後，又產生症狀時，當作額外輔助型的治療（關於氫離子幫浦抑制劑的使用時機後面會詳述）。

③ 腸胃蠕動促進劑

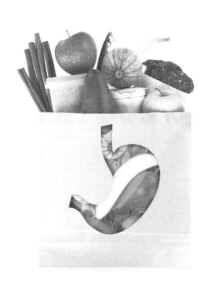

此類藥物可輕微改善胃食道逆流症之症狀，增加下食道括約肌的壓力、促進胃排空的能力、增加腸胃道的蠕動，然而，治療食道炎的效果非常輕微，也無法改善下食道括約肌的放鬆。

這類藥物包括多巴胺接受體拮抗劑、擬膽鹼性藥物，例如Primperan、DMP、Mosapride等類藥物，目前可能

會有一些神經學上的副作用，如無力、意識混亂、震顫、遲發性運動不能，因而影響其使用，此類藥物需醫師處方。

☞ 正確服用方式

已被廣為使用的DMP，多於進食前服用，它可增加胃的排空，間接改善胃食道逆流症；Mosapride是5-HT4的接受體促進劑，這類藥物也對腸胃蠕動有改善的效果，但這類藥物不宜單獨使用，需要依附在氫離子幫浦抑制劑或是胃酸抑制劑等藥物下合併使用治療。

④ 第二型組織胺接受器阻斷劑

此藥物可阻斷組織胺的接受體，進而降低胃酸的分泌，很多這類的藥物在一般的藥房也買的到，並不需要醫師處方。

這類藥物對輕微及中度的食道發炎及胃食道逆流症具有療效，對於長期控制病情，扮演穩定病情的角色，藥物的效

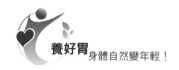
養好胃 身體自然變年輕！

果也比中和胃酸劑更有效。

☞ **正確服用方式**

服用藥物後需要1個小時才能產生作用，最好進食前1小時服用。

5 氫離子幫浦抑制劑

這是目前被認為治療胃食道逆流症最主要、最有效的藥物，可完全阻斷製造胃酸的細胞分泌胃酸，被用來當作治療胃食道逆流症的最後一線藥物，必須經由醫師的胃鏡檢查後，認為病情有需要，才能開立此藥治療。

氫離子幫浦抑制劑比前述第二型組織胺接受器阻斷劑療效更優異，對於很嚴重的胃酸逆流的合併症，或是逆流性食道炎、食道狹窄、巴瑞特氏食道變形都適用。

☞ 正確服用方式

　　需要持續服用8週，且必須在飯前15～30分鐘服用。有些嚴重的病患，一天可能需要服用2次。此藥產生作用的時間較慢，可能需要幾個小時或一天的時間，所以如果有立即性的症狀，服用後並無法立即緩解。若忘了吃，下次服用藥物時，也不需再多吃加倍的藥量。

（採訪整理／張慧心）

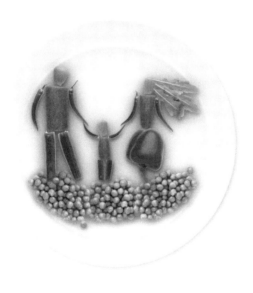

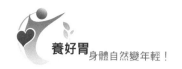

5大用藥
效用、注意事項的比較

目前治療胃食道逆流常用的藥物，共分5大類，其適用範圍及效用如下：

藥物種類	作用	效用	注意事項
中和胃酸劑	提供介質阻斷胃酸產生。	第一線治療輕微胃食道逆流症藥物。	胃不舒服可立即服用。
黏膜附著保護劑	對發炎的黏膜組織形成保護層，避免黏膜被胃酸侵蝕，有助黏膜傷口癒合。	1.對食道逆流患者治療效果較弱。 2.不傷胎兒及孕婦。	進食前服用。多半當作額外輔助型的治療，可單獨使用在懷孕及哺乳之婦女。

腸胃蠕動促進劑	增加胃內部食物的排空，間接改善胃食道逆流。	可以改善胃食道逆流，但治療食道炎效果有限。	進食前服用。可能產生神經學上的副作用（無力、意識混亂、震顫、遲發性運動不能）。
第二型組織胺接受器阻斷劑	主要是阻斷組織胺的接受體，進而降低胃酸的分泌。	可治療輕微及中度食道發炎及胃食道逆流，具長期控制及穩定效果。	進食前1小時服用。
氫離子幫浦抑制劑	可有效抑制胃酸的分泌。	目前為治療胃食道逆流最主要、最有效的藥物。	最後一線藥物，必須醫師認為病情有需要，才能開立。必須於飯前15～30分鐘服用。

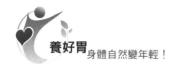

小常識

氫離子幫浦抑制劑種類

常見藥名	商品名	藥物劑量
Esomprazole	Nexium	40mg 1～2顆／天
Lansoprazole	Takepron	30mg 1～2顆／天
Omeprazole	Omelon	20～40mg 1～2顆／天
Pantoprazole	Pantoloc	40mg 1～2顆／天
Rabeprazole	Pariet	20mg 1～2顆／天

資料提供：花蓮慈濟醫院內科部主任陳健麟

為什麼藥吃了一段時間
卻沒有效果？

　　一般而言，服用氫離子幫浦抑制劑，合併使用腸胃蠕動促進劑，都能有效改善胃食道逆流現象，如果感覺療效變差，花蓮慈濟醫院內科部主任陳健麟認為原因不外乎下列幾項：

1 使用藥物的方式及時機不對

　　譬如氫離子幫浦抑制劑必須在飯前15～30分鐘內服用，才能透過血液循環進入胃中，影響胃酸幫浦的分泌，有效降低胃酸的比例。很多病患在起床後吃藥卻沒吃早餐，或吃完早餐後才服藥，或是以為睡前吃可抑制逆流而服藥，效果就

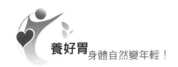

很難顯現出來。

如果一天吃一次，應選早餐前吃，若必須吃兩次，可選擇在晚餐前再吃一次。

② 服藥的觀念和態度不正確

這會影響疾病的治療及穩定性，例如很多病人把氫離子幫浦抑制劑當成安眠藥，覺得睡前胃不舒服，於是選擇睡前服用，效果當然不好。

③ 必須服用一段時間 才能見效

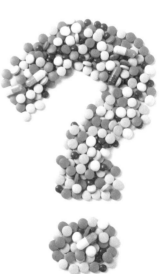

治療胃食道逆流的藥物不是一吃見效的特效藥，必須服用一段時間才能見效。也可能單獨使用氫離子幫浦抑制劑無效，必須

合併其他藥物一起使用。

4 不是藥物失效，而是症狀復發

患者若是慢性的胃酸逆流症，只要一停藥馬上就會復發，所以不是「藥吃了沒效」，而是很快又復發了，其實藥是有效的。

5 壓力太大、情緒不佳

胃食道逆流症與情緒壓力有關，病患應努力使身心愉悅。

（採訪整理／張慧心）

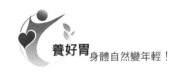
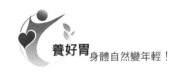

不想再吃藥，手術能根治嗎？

　　長期受胃食道逆流困擾，若不想一直吃藥，接受腹腔鏡手術，能一勞永逸嗎？

　　40歲的家賓是個勤快的業務，年輕時經常應酬且三餐不固定，長期下來造成胃食道逆流，飽受困擾多年，服藥也服了3年左右。因工作繁忙，在外老是忘了吃藥，且一吃藥又會引起過敏，讓他考慮是否要做腹腔鏡手術以解決困擾，但做了真的能遠離火燒心嗎？

胃食道逆流無法根治
手術治療是最後手段

　　胃食道逆流症被歸類為慢性病，幾乎沒有「根治」的可

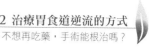

能。即使病患在接受標準的胃食道逆流症治療後停藥，可持續一段時間完全沒有逆流的症狀產生，但並不代表已完全根治，因為一旦沒有保持良好的生活習慣及飲食習慣，還是有80%的病患日後再度發生症狀。

　　長年反覆為胃食道逆流所苦的患者，最後往往考慮尋求腹腔鏡手術治療，藉由「胃壺底摺疊術」強化下食道括約肌（賁門）功能。

　　要提醒的是，手術多少會有麻醉等風險，所以除非是健康、年輕，或長期服藥但無效的病患，基於考量改善生活品質而不影響生命風險，醫師多半不建議病患動腹腔鏡手術。特別是心臟血管或是慢性肺病的病患，均不適合採行手術方式治療。

　　花蓮慈濟醫院內科部主任陳健麟累積多年經驗發現，除了巴瑞特氏食道變形（通常是因為胃酸跑到食道轉變成慢性食道發炎，而導致食道黏膜型態改變，這種改變可經由胃鏡的檢查發現，在巴瑞特氏食道變形組織細胞切片中，呈現不正常組織型態的表現）改善效果不大外，腹腔鏡手術對改善

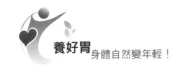
胃食道逆流幾乎是有效，術後可直接控制胃食道逆流症狀，減少胃食道逆流的次數及吸入性的肺炎，也可停止用藥，並改善因胃食道逆流症所導致的呼吸咽喉症狀。

然而，手術後能否「一勞永逸」？陳健麟主任認為：「是個問號」，因為臨床上有六成病人仍建議繼續服藥，此外有極少數的患者，在開刀後十幾二十年，賁門括約肌出現鬆弛的情況，所幸，這時只要吃藥就能改善。

手術治療有風險
當心吞嚥困難、腹脹等後遺症

開刀除了麻醉的風險，治療胃食道逆流症的手術本身也有一定的風險，其可能導致吞嚥食物困難，嚴重時可能需要做胃鏡擴張治療，也有些病患容易有腹脹以及不容易打嗝的現象，有些病患甚至失去生理性的嘔吐機制。

研究還發現，有一半的病患開刀後有新的症狀或不同症狀產生，最近一篇開刀患者追蹤5年的研究案例，顯示有5％

的患者會有吞嚥困難、7%的患者有腹脹、5%的患者需另外用手術來更正手術後的併發症、10%的患者仍需要服藥控制胃食道逆流症，但也有很多病患很滿意手術後的成果，可見外科手術有利有弊。

腹腔鏡手術後
勿暴飲暴食，盡量細嚼慢嚥

比較需要注意的是，腹腔鏡手術後，因為賁門括約肌會稍微緊一點，所以進食時應該速度放慢，盡量細嚼慢嚥，且多吃容易消化的食物，千萬不要再暴飲暴食。

（採訪整理／張慧心）

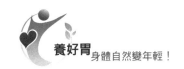

12招從飲食、生活
預防遠離火燒心

　　胃食道逆流即便動了手術，若生活習慣不佳，仍擺脫不了困擾。跟著專家的建議，一步步改變飲食與生活，輕鬆遠離火燒心！

　　胃食道逆流的發生是因為：原本賁門括約肌收縮正常，當食物進入胃部後，賁門會自動關起來，防止胃部內容物回流到食道，但當賁門鬆弛，閉不緊時，就會出現胃食道逆流狀況。賁門鬆弛的原因與敏感體質、腹壓有關。

　　林口長庚醫院胃腸科教授、顧問級醫師陳邦基表示，有人感覺神經天生對酸性物質敏感，即使沒有逆流，還是覺得食道有異物感，需要耐心調適，降低對酸物的敏感，避免干擾日常生活品質。此外，臺北醫學大學附設醫院消化內科專

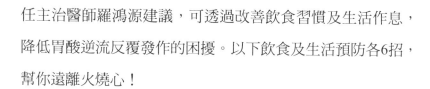

任主治醫師羅鴻源建議，可透過改善飲食習慣及生活作息，降低胃酸逆流反覆發作的困擾。以下飲食及生活預防各6招，幫你遠離火燒心！

飲食 6 大招
從吃開始講究

1. 飲食7分飽

進食的時候，什麼都要吃，營養均衡很重要，但要學會控制總分量，不要有吃撐的感覺，而是有一種游刃有餘的舒服感，能夠提高胃排空速度，降低腹部壓力。

2. 不狼吞虎嚥

狼吞虎嚥的吃法是將食物塞進胃裡面，很容易出現難以消化的飽脹感，增加胃部內容物逆流食道的機率，所以學會

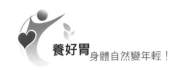

細嚼慢嚥，能夠透過牙齒咀嚼、唾液分泌，將食物變成細小物質，容易消化、吸收，降低反覆發作的不適感。

3. 餓了再吃

嘴饞就會想吃東西，明明肚子不餓，還是多吃了零嘴、點心，不知不覺吃到肚子撐，最好的作法是，等到有飢餓感再進食，而且只吃七分飽。

4. 少吃高油脂食物

許多食物都含有高油脂，例如燉煮肉類、油炸食物、冰淇淋、餅乾、奶油蛋糕、巧克力等，很容易入口，但不易消化，又因熱量高會造成肥胖，提高腹部壓力，少吃最好。建議改以清淡方式料理瘦肉、魚、雞肉做為蛋白質的來源。

5. 不吃喝刺激性食物

咖啡、可樂、碳酸飲料是刺激性飲品，易促進胃酸分泌；麻辣、酸辣、咖哩食物會刺激食道黏膜，會加重胃食道逆流，所以不要碰這類食物，這樣也可同時減少卡路里及咖啡因的攝取。

6. 適量攝取提高胃排空的食物

新鮮蔬菜、水果、梅子、薑、水果茶都可促進胃排空的速度，可適量攝取；嚼口香糖作用和細嚼慢嚥功效類似，可增加唾液分泌，也有助胃排空。

生活6大招
從小習慣開始避免

1. 維持理想體重

肥胖的人脂肪高，易引起腹壓，因此維持理想體重，有

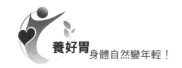

助降低胃酸逆流到食道的機率。

2. 要穿合身衣物

　　避免穿緊身、塑身衣褲，衣褲穿太緊，會擠壓腹部，除影響行動，還會壓迫腹部，易讓胃酸逆流到食道。

3. 不要趴著午睡

　　很多上班族習慣午餐後利用午休時間趴著午睡，此時胃部會弓起，可能擠壓胃，使胃部內容物逆流，不妨改變午睡的姿勢，可降低食道不適感。

4. 飯後半小時內不躺平睡

　　進食以後，消化會立即展開，此時胃會充滿胃液、胃酸、胰液，不宜馬上躺平睡。

5. 睡前4小時不再進食

上床睡覺2至4小時以前不要吃消夜，避免延長食物排空速度影響睡眠。

6. 戒菸戒酒

菸品中的有毒物質會增加胃酸分泌，而抽菸時的吞吐會加速打嗝，恐助胃酸逆流，最大隱憂會提高食道癌發生率。另外，胃食道逆流症患者應避免飲酒過量，其中啤酒是最不好的飲料，它會使胃酸在短時間雙倍上升及脹氣，戒菸戒酒可預防胃食道逆流。

（採訪整理／梁雲芳）

小常識 中醫如何治火燒心

臺北市立聯合醫院中醫院區中醫婦科主治醫師楊素卿說，中醫對治胃脘痛，方法除吃藥外，也可以針灸改善症狀。針灸穴位包括：中脘、建里、足三里、內關、太沖、公孫，一周2次，嚴重的話就每隔一天針灸一次，但懷孕、慢性病、心血管疾病、身體很虛的人，不適合針灸。

楊素卿中醫師提醒胃食道逆流患者不宜吃甜食、糯米、油膩食物、漬物、發酵食物，飯後要走動一下，不要馬上躺下來睡或坐著不動，腰帶、褲帶也不要繫得太緊。

建議可採「逆式呼吸法」，將胃酸擠出胃中。方式是：吸氣時胸部挺出、腹部收縮；呼氣時從胸部吐氣、腹部放鬆突出，做完後胃酸減少，不但覺得不餓，還可順便減肥，對腸胃保健也很好。

PART 3

還有哪些讓人
深受其害的胃痛

消化不良、胃潰瘍，
怎麼避免反覆發作？

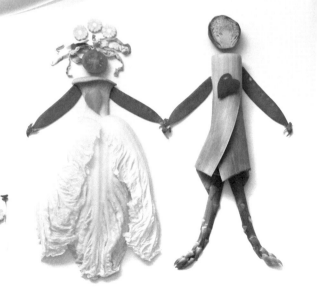

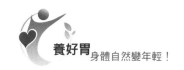

除了胃食道逆流
還有哪些困擾人的消化道疾病？

現代人工作壓力大、工時長，許多上消化道疾病像是常見的五大疾病：胃食道逆流、慢性胃炎、胃糜爛、胃潰瘍、十二指腸潰瘍的人越來越多，尤其像工程師、醫護人員、記者、辦公室上班族、空姐、藍領階級、司機快遞人員、記者媒體等行業都是高危險群。

慈濟醫院台北分院肝膽腸胃科主任兼檢查室主任王嘉齊表示，只要進食時間不定、壓力過大，都是胃、十二指腸疾病的高危險群。這些人常會忘記吃飯時間，或是工作壓力導致吃飯氣氛差，吃得快、吃得隨性。「心情好壞可以透過大腦、內分泌和自主神經系統的交感和副交感神經而改變胃腸

的蠕動和消化液的分泌。」長期處於壓力狀態的人，不僅食不知味，也較易罹患消化道疾病。

痛在上腹部
常見的消化道疾病症狀

一般胃會有毛病，痛的部位是「上腹部」，也就是肚臍以上、肋骨以下的位置。個人可觀察這樣的疼痛，是常出現在用餐之前或之後。以下為常見的消化道疾病症狀：

■ 慢性胃炎

表現出來的症狀是胃痛、胃酸過多、胃痙攣、胃抽筋等。慢性胃炎的診斷必須由醫師判定，此症在胃痛時立刻吞市售的胃藥，也不能緩解疼痛。

慢性胃炎雖然會自行痊癒，但醫師指出，現在治療胃病的藥物很好，對症治療會比自行痊癒快得多。

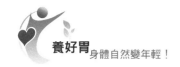

此症可能是壓力引起，也有人是長期吃止痛藥造成，另外，幽門螺旋桿菌也是原因之一。

■ 胃糜爛

俗稱胃破皮，比胃潰瘍輕微。主因是壓力、藥物或飲酒，導致胃黏膜被胃酸侵蝕而破皮。出現的症狀也是胃痛，感覺像胃抽筋、胃痙攣。

■ 胃潰瘍

主因是幽門螺旋桿菌導致胃部潰瘍。至於為何有幽門螺旋桿菌，目前醫學上還在討論，多半指向是飲食傳染所致。

其症狀和進食有關。病人多半在還沒進食前胃部就感覺不舒服，進食過後會明顯轉好，這是因為吃東西時，胃酸會用於消化食物，較不會刺激胃壁。但是也有些胃潰瘍的病人在進食前後均會感到疼痛。

除了幽門螺旋桿菌導致外，也有人是因為服用止痛藥或是阿斯匹靈，引發胃潰瘍。目前臨床上，胃潰瘍的病人已不像過去比例高，最常見的腸胃不適仍屬於功能性胃疾，像是胃食道逆流、消化不良等，占臨床比例約八成之多。

■ 十二指腸潰瘍

十二指腸是小腸最接近胃的部分，醫學上仍把它和胃同視為上消化道系統。十二指腸潰瘍和胃潰瘍一樣，大部分是因幽門螺旋桿菌所致，也有人因服藥導致潰瘍。

（採訪整理／吳宜宣）

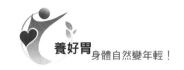

消化不良
壓力是最大誘因

　　國人多少都有消化不良的經驗，常見的症狀是腹部疼痛、胃脹氣或胃部不舒服，以致吃不太下東西或無法進食，臺大醫院健康管理中心主任、臺灣大學醫學系特聘教授兼主任吳明賢醫師指出消化不良和長期壓力、情緒有關，因為交感神經及副交感神經對腸胃蠕動、胃酸及血流分泌的影響很大，若有焦慮、憂愁及挫折，導致神經系統紊亂及不協調，就會引起胃腸功能失調。

　　林口長庚醫院胃腸科教授、顧問級醫師陳邦基也觀察到吃太多、吃太快、愛吃辛辣食物，或三餐不定食、暴飲暴食，長期飲用過量酒精、咖啡等不當飲食，也會引起消化不良。

　　從醫學角度來看，消化不良可能是指消化作用不完全，

或是胃腸失調的症狀，不過在臨床上，患者對消化不良的描述常是主觀認定，所以會有腹部悶痛、脹痛、痙攣痛、噁心、嘔吐、翻攪等用詞。其實，消化不良是種症狀，很可能是大腸和小腸的問題引起，即便沒有即時性的生命危險，若症狀持續1～2週以上，將影響到生活品質，最好及早到醫院檢查，釐清病因，避免耽誤病情。

☞ 預防及避免復發祕訣

◎ 食物咬30下再吞

三餐規律進食，細嚼慢嚥，規定自己食物要咬30下再吞，一方面可預防自己吃太快、食物較細小也較好消化，另一方面可協助大腦反應是否吃太多。

◎ 少吃刺激性食物

如：麻辣鍋，吃東西時也盡量少加辣。咖啡、濃茶也要適量。

（採訪整理／梁雲芳、張慧心）

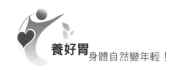

胃潰瘍，幽門桿菌是元凶 壓力是幫凶

　　前陣子有上班族因工作壓力大，常熬夜加班，作息不正常導致胃痛，卻因沒時間看醫生，強忍腹痛，直到腹痛到冷汗直流、解黑便，就醫後才發現是嚴重胃潰瘍。

　　30幾年前，胃潰瘍是臺灣腸胃科門診的第1名，醫界統計，每100人當中，就有15～30人有胃潰瘍，由於復發率極高，當時甚至有胃潰瘍治不好的疑慮。不過，自從1982年澳洲馬歇爾（Marshall）醫師發現幽門螺旋桿菌是造成胃潰瘍的主因後，扭轉了過去以抑制胃酸為主的醫療方式，投以抗生素清除幽門螺旋桿菌，提高了胃潰瘍的治癒力。近10年，胃潰瘍已下降為腸胃科門診的第3名，排在胃食道逆流及消化不

良之後，每100人中，罹患率降為5～10人，且治癒力高，復發率很低。

形成胃潰瘍4大原因

1. 共用餐具，遭幽門螺旋桿菌感染

　　林口長庚醫院胃腸科教授、顧問級醫師陳邦基解釋，幽門螺旋桿菌是一種革蘭氏陰性桿菌，主要生存在胃部幽門處，會聚居在黏膜與黏膜層之間。過去科學家認為胃酸是強酸，不可能有微生物存在，但後來發現幽門螺旋桿菌會分泌許多酵素，其中尿素酶會轉化成鹼性的氨，這能讓其避免胃酸傷害，經大量繁殖後，會形成慢性發炎，若胃酸又破壞了胃黏膜保護層，就會產生潰瘍。

高危險群

　　臺大醫院健康管理中心主任、臺灣大學醫學系特聘教授

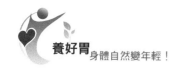

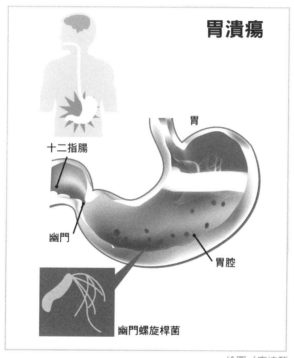

胃潰瘍

胃
十二指腸
幽門
胃腔
幽門螺旋桿菌

繪圖／廖婉甄

兼主任吳明賢指出，胃幽門螺旋桿菌主要的傳染方式是經由糞口途徑，若不小心吃下遭到幽門螺旋桿菌污染的食物或飲水，會因此感染，接著又會經由唾液傳染給共同用餐的人，目前發現胃幽門螺旋桿菌普遍存在於家族成員，尤其是大人傳染給孩童之間的可能性很高，因此他建議要落實飲食安

全、公筷母匙的衛生管理，避免受到胃幽門螺旋桿菌的污染及傳染。

2. 壓力及不良飲食習慣，影響胃酸分泌

胃酸分泌不正常會形成胃潰瘍，而壓力及不良飲食習慣是主因。

壓力是身體發出逃命訊息的自然反應，不論壓力來自情緒、工作或意外，消化系統會暫停胃酸的分泌，以應付壓力帶來的緊急狀況，長期下來，胃壁會因營養不良及血流太少形成組織壞死，胃黏膜會變得很薄。壓力結束後，會促進胃酸分泌，此時薄弱的胃壁會受到胃酸侵蝕，出現不同形狀的潰爛，出現胃潰瘍。

三餐飲食必須定時定量，除了能讓胃部分泌足夠的胃酸幫助消化，且知道何時該停止分泌，若用餐不定時或暴飲暴食，胃酸分泌不正常，就易形成胃潰瘍。

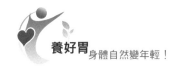

　　長期有情緒、經濟、工作壓力的中高階主管、財務狀況不佳者，常因無法紓解身心的不適，致使胃酸分泌不正常，而工作忙碌的上班族、跑通告的演藝人員、四處接洽業務的業務員、股票營業員，用餐時間很不正常，都是胃潰瘍的高危險群。

3. 長期服用止痛等藥物引起

　　吳明賢醫師表示，長期服用非類固醇抗發炎及止痛藥物、抗血小板藥物、治療類風濕性關節痠痛藥物、制酸劑等藥物，引起胃潰瘍的比例偏高，主因是直接傷害胃黏膜，導致胃酸及胃蛋白酶穿透黏膜，發生潰瘍，因此服用這類藥物時，需遵照醫師處方，不要隨意自行服用或增加攝取量。

高危險群

　　服用上述藥物者多為年長者，吳明賢醫師建議出現胃部

不適或有發炎、潰瘍者，需向醫師反應，以進行更好的治療對策。

4. 有吸菸習慣

菸含有400多種有毒物質，對於食道括約肌、胃黏膜具有一定程度的損傷，會影響腸胃蠕動及消化的排空，提高胃潰瘍發生及再發機率。

高危險群

癮君子罹患胃潰瘍的比例相對提高，若要降低發生率，戒菸是唯一途徑。

胃潰瘍恐引起
胃出血、胃穿孔

典型症狀是上腹部疼痛，有悶痛、灼熱痛。肚子餓了會

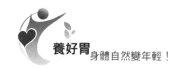
痛，吃太飽也會痛，這是因胃酸直接接觸潰瘍部位而疼痛，適量進食或服用制酸劑能緩解疼痛，但常會反覆發作，甚至半夜會痛醒。

約有七成的病患會呈現典型症狀，嚴重時可能引起胃出血、胃穿孔現象，前者潰瘍部位血管破裂，會有鮮血從嘴裡吐出來，或有黑便情形，會持續數天或數星期；後者可能會讓胃裡面的東西和空氣進入腹膜，出現腫脹與劇烈疼痛，甚至引起嚴重的腹膜炎，而有致命危機。

胃潰瘍的診斷方式，陳邦基醫師表示，目前仍以胃鏡檢查為主，可釐清潰瘍發生的部位、大小，至於是否感染幽門桿菌，一般是在患者接受胃鏡檢查時，同時在幽門處做組織切片尋找是否有細菌存在。

☞ 預防及避免復發祕訣

用餐時間不固定、常暴飲暴食及長期處於壓力之下，造成胃酸分泌不正常，易損害胃黏膜形成潰瘍，因此高危險族

群及已有胃潰瘍者，需要注意飲食調理、規律生活及壓力紓解，才能擺脫胃痛之苦。

◎ 規律定時用餐

一日可吃三餐或少量多餐，可導正胃酸正常分泌，維護胃壁完整。

◎ 養成充分咀嚼的習慣

每一口至少咀嚼30下，具有治療及預防胃潰瘍之效。唾液是鹼性，可作為一種緩衝劑，保護胃黏膜及十二指腸不會受到強酸侵犯。

◎ 不暴飲暴食

每餐七分飽，同時要避免食用辛辣刺激性、生冷食物，以保護胃黏膜，以免變薄。治療期間避免飲酒，治癒後可適量飲酒，但切忌過量。

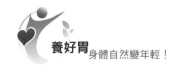
◎ 食用高麗菜、山藥、木瓜

可經常食用高麗菜、馬鈴薯、蓮藕、山藥、木瓜這類食物，高麗菜含有維生素K1、U含有抗潰瘍因子，有修復體內受傷組織的作用。至於山藥、馬鈴薯中的黏液蛋白、蓮藕的澱粉酵素、木瓜的木瓜酵素都具有保護胃壁的作用，但不必因為具有保護之效而大量食用，應成為均衡飲食的食物之一，分配在三餐之內。

◎ 隨時紓壓

行事腳步放慢一點，遇事不要太緊張，要懂得運用深呼吸排解心裡的著急，也要適度安排休憩運動，隨時放鬆，不要緊繃過日。

◎ 戒菸及勿亂吃止痛藥

戒菸才能保護胃壁免於有毒物質的破壞，此外，要避免過度服用消炎止痛藥。

（採訪整理／梁雲芳）

胃潰瘍是疾病，勿自行買藥服用

　　臺大醫院健康管理中心主任、臺灣大學醫學系特聘教授兼主任吳明賢呼籲，胃潰瘍是臨床疾病，治療上有不同的考量，如果治療效果不佳，還需考慮切片檢查，所以需服用醫師開立的藥物，切勿自行判斷、自行到藥房購藥服用。

　　目前治療胃潰瘍的作法以藥物治療為主，只有少數有穿孔性潰瘍者需要開刀治療。治療胃潰瘍的藥物可分為5大類，依據胃潰瘍的發生原因投以藥物。不同藥物療效不同，優缺點亦不盡相同。

　　若是胃酸引起的胃潰瘍，通常醫師會因胃酸程度開立制酸劑、H2接受體拮抗劑，能夠有效減少胃酸分泌，降低胃部黏膜潰瘍區被胃酸的侵蝕。

　　若是藥物引起的胃潰瘍，首先需與專科醫師討論降低藥

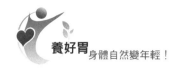

物劑量或更換其他藥物，避免潰瘍擴大，再根據潰瘍程度開藥進行修復，通常會開立黏膜保護劑，形成保護層阻止胃酸侵犯。以下介紹治療胃潰瘍常見的5大類藥物：

治療胃潰瘍
常見的5大類藥物效用

1. 制酸劑

主要是中合胃酸、解除疼痛。成分多為含鋁、鎂或含鋁鎂化合物製成，由於效果短暫，需經常服用。副作用是含鋁過多的制酸劑，易便祕，含鎂過多又容易腹瀉，鋁鎂化合物是中和兩種優點，避免產生副作用。

2. 黏膜保護劑

作用是在潰瘍表面形成保護層，阻止胃酸侵犯，同時

具有殺菌及清除幽門螺旋桿菌效果，主要為含鉍膠囊製劑或有機鋁鹽化合物，且含有前列素合成劑，可降低胃酸分泌效果，保護胃壁黏膜，特別是針對需要長期使用非類固醇性消炎止痛藥的病患。

3. 作用於胃壁細胞藥物

如H2接受體拮抗劑，是一種作用在細胞壁內H2接受器上的藥物，具有長期且強效抑制胃酸分泌作用，止痛及癒合效果快速。

4. 質子幫浦抑制劑（PPI）

對於任何刺激訊息所引起的胃酸過度分泌均有良好抑制效果，更甚於H2接受體拮抗劑的功效，是新一代抑制胃酸分泌的藥物。

5. 抗生素

　　根除幽門桿菌的胃潰瘍藥物，通常採取三合一療法或四合一療法，這是一種兼具殺菌、清除及修復的併用療法。目前是將治療胃潰瘍的藥物加上1至3種抗生素的合併療法，目前最常使用的是三合一療法，效果最佳，治癒率可達90～95％。

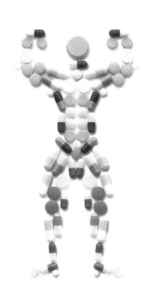

　　傳統三合一療法的藥物包括抗生素、抗菌劑、鉍鹽，若不使用鉍鹽，可使用H2接受體拮抗劑、細胞保護劑及RBC替代，後因質子幫浦抑制劑（PPI）的問世，又幾經改良藥物治療效果，林口長庚醫院胃腸科教授、顧問級醫師陳邦基表示，目前改良式的三合一療法，包括使用質子幫浦抑制劑（esomeprazole, lansoprazole,pantoprazole,rabeprazole,

omeprazole）、抗生素（amoxicillin,clarithromycin）及抗菌劑
（metronidazole,tinidazole）。

　　三合一療法的治療時間通常是1到2星期，除菌率即可達
80～90％，而一年內再出現的感染率約在1％，治療效果佳。

　　至於四合一療法是2種抗生素加上2種輔助藥物的治療方
式，也可使用於三合一根除療法失敗之病例。若初次根除治
療失敗，病患不用驚慌，尚有很多不同的配方用藥，可到各
醫院的消化系內科掛號，請專科醫師進行處治。

（採訪整理／梁雲芳）

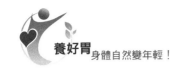

別被混淆！
這些病也會造成胃痛

　　胃痛是指上腹部（肚臍以上、胸骨以下）的位置疼痛，但除了胃病，還有其他疾病，如膽結石痛、急性膽囊炎、急性胰臟炎，甚至是心臟痛，會造成上腹部疼痛，以下是常易混淆的疾病，必須謹慎注意，以便看對科，及早治療。

1 膽結石痛

　　當膽結石進入膽囊頸或膽管後，很有可能發生膽囊阻塞，膽囊慢慢收縮過程中，膽囊壓力增加，導致上腹部持續疼痛，還會伴隨反胃、噁心感，疼痛還會擴散到胸部、背部，常有人以為是心臟病發作。

② 急性膽囊炎

　　膽結石引起膽囊發炎後，會造成上腹疼痛，常被誤認為是胃痛，如果進食後，右上腹或上腹部隱隱作痛，有可能是急性膽囊炎，而不是胃炎。

③ 急性胰臟炎

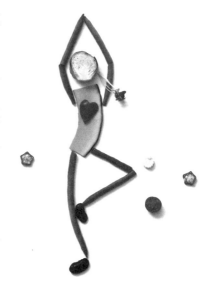

　　胰臟位在上腹部的後腹膜腔，就在胃的後面，疼痛發作時，常被誤認為是胃痛，但兩者的痛有其差異，胃痛屬於陣發性疼痛，胰臟炎痛是持續性疼痛，像刀割一樣，非常、非常痛。

　　此外，胃痛出現在上腹部，胰臟痛出現在上腹靠近左側，還會伴隨腰部及背部疼痛。

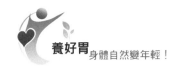

4 胸悶心臟痛

急性心肌梗塞常見的症狀是胸悶痛，若發生在心臟下端時，常會出現跟胃痛相似的上腹部疼痛，若過去沒有心臟病史，更難讓人聯想是心臟方面的問題，因此要格外注意。

（採訪整理／梁雲芳）

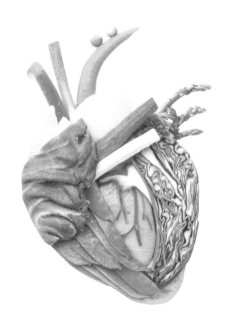

15個好習慣
改善胃痛的毛病

　　想要不再胃痛，遠離胃癌、胃酸逆流、胃潰瘍威脅，不空腹吃水果、餓過頭時勿大量進食、餐後不躺平……，這些好習慣你做到了嗎？

　　麗香肚子餓時會覺得胃部悶痛、噁心想吐，用餐後又覺得消化不良，偶爾無緣由拉肚子，也很容易便祕。氣候變化及喝咖啡、喝酒時，情況更嚴重，醫生說她得了慢性胃炎，也有輕微胃潰瘍。為了改善情況，她求助中醫師，減少咖啡的攝取量，作息盡量規律、少吃刺激性食物，胃痛的情況已漸漸改善。

　　其實，胃部疾病大多是「吃」出來的，若生活習慣不佳、壓力大，就更容易惡化。想要胃好，遠離胃癌、胃食

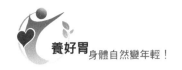

養好胃 身體自然變年輕！

道逆流、胃潰瘍、胃炎等胃病的威脅，15個好習慣你必須知道。

1 即使餓過頭
也不能立刻吃進大量食物

奇美醫院胃腸肝膽科主治醫師謝秉欣表示，如果延誤用餐，空腹長達6小時以上，胃通常已排空，易有胃酸過多的感覺，用餐時應從少量循序漸進，如先吃點餅乾、牛奶，切勿空腹後立刻吃進大量食物，以免胃部不適。另外，睡前吃少許消夜，對胃病患者來說不盡然是壞事。

2 少吃高脂、刺激性食物

花蓮慈濟醫院內科部主任陳健麟建議胃不好的人，應禁食及少食以下食物：高脂肪飲食、巧克力、含咖啡因飲品、洋蔥、咖哩、含香料的食物、薄荷、酒精類食物。

③ 空腹不要吃水果

臺北市立聯合醫院中醫院區中醫婦科主治醫師楊素卿則提醒胃不好的人，千萬不要空腹吃水果。因為經過幾萬年演化，人類的胃主要功能是消化熟食，所以早上起床時最好不要空腹吃水果。

④ 餐前可喝點湯暖胃

進食習慣上，餐前喝點溫熱的湯可暖胃、促進蠕動，而刺激、太硬的食物盡量少碰，或留到最後再吃，細嚼慢嚥的習慣往往比好食物更養胃。

⑤ 胃炎者餐後避免粗纖維水果

餐後的水果與甜點，盡量別選太甜、太酸的，急性胃炎患者必須避開鳳梨、竹筍等纖維粗的食物，柳丁、橘類、奇

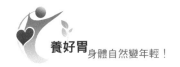
異果等酸度高的水果。

6 茶飲愈淡愈好

茶或咖啡能不能喝？狀況隨胃的健康程度而異。醫師建議盡量不要攝取含咖啡因的食物，但一般人習慣難改，若很容易「貪吃、貪杯」，務必愈淡愈好，愈易消化愈好。

7 急性胃潰瘍患者宜先禁食

急性胃炎、胃潰瘍的患者，宜先禁食1～2天，待胃充分休息，病情好轉後，再逐漸以少量多餐的方式攝取流質飲食，例如：清湯、稀釋過的運動飲料、稀飯，可搭配蘇打餅乾、饅頭、蒸蛋等好消化的食物；等急性症狀減緩後再恢復正常飲食。

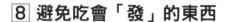

8 避免吃會「發」的東西

楊素卿醫師說，胃不好的人最好不要吃「發」的食物，像糯米、年糕皆不宜，也不要吃麵包、麵條、包子，更不要吃太甜的水果。此外，隔夜餐易造成胃部負擔，最好捨棄。如果胃酸逆流很嚴重，或是有一點胃潰瘍，與其吃很強的制酸劑，不妨一碗飯配一塊滷肉來吃，藉由滷肉的油脂形成保護膜，減少胃酸造成的不舒服。

9 避免餐後躺平

想護胃，絕對要改正大吃大喝、餐後立即躺平等不良習慣，並謹慎使用鎮靜劑、氣喘藥等藥物。飯後3～4個小時，才可上床躺平，且盡量別躺向右側。把床頭升高，可藉由重力對抗胃酸逆流。

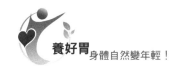

養好胃身體自然變年輕！

10 正面看待壓力，運動紓壓

平日工作繁重，陳健麟主任會以爬山、慢跑等運動，幫助自己正面排解壓力。長期持續養成衡定的運動習慣，比偶一為之要好。不論運動、SPA或按摩，他認為只要能達到放鬆的目的皆可。

11 自製暖暖包暖胃

若想要暖胃，楊素卿醫師建議用艾草條來熱灸中脘穴、肚臍周圍及足三里穴。若想自製暖暖包，冬天時可將1斤紅豆（不可泡水，可改用同樣不易散熱的米、燕麥，但紅豆加熱後會產生特殊香味，對安眠別具療效）放在微濕的小布袋或毛巾中，放入熱鍋或微波爐以中火加熱2～3分鐘，形成熱達40～60度的暖暖包，隔著睡衣放在胃部的位置，一整夜都會覺得胃部暖暖的、很舒服。

暖胃穴道

◇ **中脘穴：** 肚臍正上方4寸處。2寸約三隻手指（食指中指無名指）併攏的寬度。

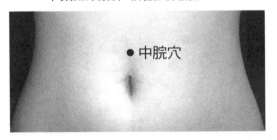

● 中脘穴

◇ **足三里穴：** 正坐後讓大小腿成直角，在膝蓋外側有一處凹陷稱為「外膝眼」，將4指併攏，放在外膝眼正下方，小指下方與小腿骨外側交界的凹陷處便是足三里穴。

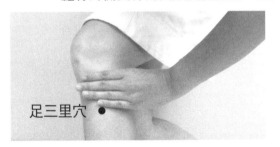

足三里穴 ●

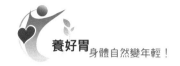

養好胃 身體自然變年輕！

12 保持適當體重

多餘的脂肪壓迫腹腔，往往會壓迫到胃，造成胃部不舒服，所以應保持適當的體重。

13 穿著寬鬆衣物

避免穿著緊身衣物，因為太緊身的衣物在腰部會壓迫腹腔造成胃部不舒服。

14 避免長時間彎腰

避免過長時間彎腰，例如在花園裡除草等，特別是剛吃飽飯後。

[15] 戒菸

抽菸會增加胃酸分泌，同時抽菸時吞吐的動作，會促進打嗝與胃酸逆流。

（採訪整理／張慧心、葉語容）

煮薑片泡腳，可暖胃

喜歡泡澡的人，可用薑數片、蔥白幾根及陳皮些許煮成湯，以此泡澡暖胃。如果怕麻煩，改為泡腳，其效果不亞於泡澡。可在溫水中加入薑粉，泡腳時高度要淹及膝蓋外側下方4指處的足三里穴。

若有便祕情況，可將整顆洋蔥切成細絲泡紅酒2、3天，然後每天早上取1小茶匙稀釋後，配米飯或米精來吃。

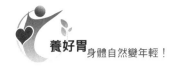
小常識

DIY米精、雞精，呵護你的胃

　　想護胃，臺北市立聯合醫院中醫院區中醫婦科主治醫師楊素卿建議，可用生米煮成很濃稠的稀飯（稱為米精），一早起床吃，滋養胃氣。胃功能不佳的人，也可在生米中加入陳皮2錢、生薑3片一起煮成濃稠的稀飯，早上空腹吃可消脹顧胃。

　　若不喜歡吃稀飯，可用雞腿隔水乾蒸6～8小時，集成雞精液（或稱雞丹），再用好的人參3錢（沒有高血壓可用高麗參，有高血壓就用東洋參）加生薑，煮成容易被胃部吸收的雞精，能有效改善胃疾。

PART 4

認知錯誤！
趕快看自己犯了
哪些養胃的迷思

想保護胃壁，喝牛奶還是吃粥好？

要告別胃痛，就不要再誤信偏方

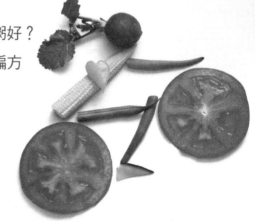

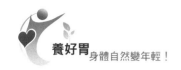

咖啡傷胃
改喝紅茶能健胃？

正解▶ 不要空腹喝茶或咖啡。會脹氣、拉肚子等腸胃不好的人，盡量不要喝這類刺激性飲料。

臺大醫院新竹分院肝膽腸胃科主治醫師孫宜禎表示，罪魁禍首是咖啡因，和有無加牛奶無關，不管是喝黑咖啡、一般咖啡或紅茶、綠茶，裡面所含的「茶鹼」，都會刺激下食道括約肌，引發胃食道逆流，胃腸蠕動不規則等，建議常會脹氣、拉肚子等腸胃不好的人，盡量不要喝這類刺激性飲料，有輕微胃炎的人，更要小心。

她也提醒，不要空腹喝茶或咖啡，高雄市立鳳山醫院營養師廖嘉音也說：「最好飯後30分鐘再喝。」

　　那麼，每天喝多少量，才不會影響身體健康？她認為，一般人每天可吸收200～300毫克（約3杯煮泡咖啡）的咖啡因，一旦超過400毫克（4杯），就會帶來負面效應。她也針對市面上常看到的咖啡種類，建議成年人每天的適當攝取量。

◎ **一般咖啡（沖煮或即溶）**：建議攝取量2～3杯（一杯240CC）。

◎ **濃縮咖啡Espresso**：建議攝取量100～120CC。

◎ **卡布基諾或拿鐵**：建議攝取量180～300CC。

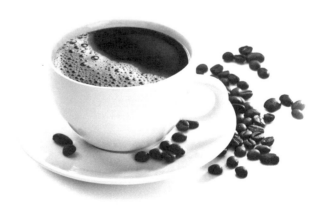

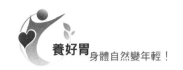
喝牛奶傷胃
還是護胃？

正解 ▶ **目前尚未定論，依個人經驗酌量飲用。**

　　早期學者認為牛奶是鹼性，能中和胃酸、緩解胃痛，但後來有醫學研究指出，牛奶具有刺激胃酸分泌的作用，因此牛奶到底是傷胃還是護胃食品，並沒有定論。

　　不過，可以確定的是牛奶是蛋白質含量較高的食物，遇到胃酸會產生凝乳、結塊的現象，若大量飲用可能會造成胃痛。曾經喝牛奶造成胃痛的人，最好依自己的經驗，酌量飲用。

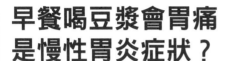

早餐喝豆漿會胃痛 是慢性胃炎症狀？

正解 ▶ 並非一定是慢性胃炎。

豆類會產生氣體、刺激胃酸分泌，進而引起腹脹、腹痛等現象，不建議胃腸不適或消化不良的人飲用。

不過，喝豆漿造成腸胃不舒服，並不代表一定患有慢性胃炎，必須經醫師診斷才能確認。

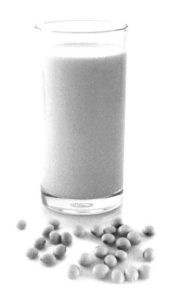

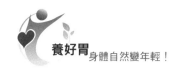

養好胃 身體自然變年輕！

有胃病的人
吃稀飯較好消化？

正解 ▶ 不見得！應注意食用量，並避免攝取過多水分。

　　稀飯屬於半流質食物，會刺激胃酸分泌，有胃病者若食用過量，反而易引起胃痛及胃酸逆流至食道的機會。

　　此外，稀飯含水量較高，除了會減弱胃腸的消化能力，也會影響胃的排空機制、造成胃下垂等情形，反而增加腸胃負擔。

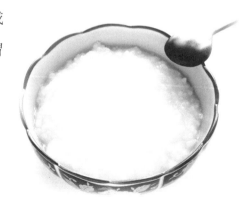

胃不舒服
應避免吃哪些東西？

正解 刺激性食物、甜食、高纖、難消化的食物皆要避免。

經常胃痛或腸胃不適的人，除了規律的飲食習慣、切忌暴飲暴食之外，也要盡量減少攝取具刺激性的食物，譬如蔥、薑、蒜等辛香料，或檸檬、柑橘、鳳梨等較酸的水果都要減少食用；而具有刺激性的飲料，如茶、咖啡、酒精、碳酸飲料等都要敬而遠之。

此外，甜食會刺激胃酸分泌；而高纖或難消化的食物也會造成胃的負擔，因此胃不好的人要盡量減少食用巧克力、糖果、纖維較粗的根莖類。

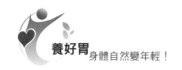

太冰、太燙的食物
容易傷胃？

正解 對食道與口腔黏膜的傷害更甚於對胃的刺激！

奇美醫院胃腸肝膽科主治醫師謝秉欣表示，食物在到達胃之前，會先經過約30公分的食道，冷、熱在此已做了初步調節，所以實際上溫度對食道與口腔黏膜的影響較大，有些專家認為這與食道癌、口腔癌有關。

儘管如此，冷、熱頻繁交替地進食並非良好的習慣，還是避免為佳；基本上，胃適合較溫暖的食物，常吃冰品對養胃來說，不是好習慣。

常便祕的人
較易得胃癌？

正解 較無直接關聯。

　　常便祕的人可能與水分、膳食纖維攝取過少有關，而經常便祕的人體內毒素及廢物留在大腸裡的時間較長，可能因此提高致癌風險，所以便祕跟大腸癌可能較有關聯，而胃癌則較無關係。

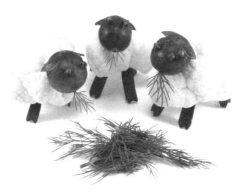

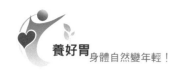

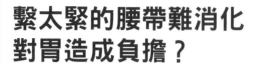

繫太緊的腰帶難消化
對胃造成負擔？

正解 ▶ **有胃酸逆流的可能，應舒適為宜。**

　　腰帶或褲子太緊會減少胃的容量，同時抑制胃排空能力，進而造成飽足感、提高胃腸機能緊張或胃酸逆流的可能性，因此平日衣著應以舒適為宜，才不會造成胃部的負擔。

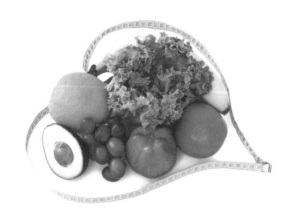

藥房買的胃藥
弄清楚再吃吧！

　　根據健保局資料顯示，臺灣一年申報的制酸劑（胃藥）超過20億顆，平均每位民眾一年吞下超過100顆胃藥，而民眾自行至藥局購買胃藥的市場，每年更高達4億元，可見有胃痛或胃炎問題的人真不少！其實生活中只要多注意，就可減少胃不舒服的情況。

吃胃藥前，要注意哪些事？

　　當胃痛、胃不舒服時，很多民眾會自行到藥房買胃藥來服用，這些成藥可發揮短暫救急的功效，但若長期服用，則會造成身體負擔。

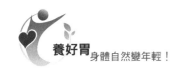

　　臺北市立聯合醫院仁愛院區婦產科主任陳英傑強調，藥房可買到的胃藥通常都是複方配方，具有中和胃酸或抑制胃酸分泌的作用，而有些成分屬於表面麻醉劑，所以能緩解疼痛的感覺；此外，有些成分具有抗痙攣的功效，所以能緩和胃部的不適感。

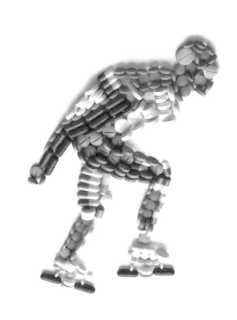

　　若是急性胃痛，一次服用的藥量可能要多一點才能緩解症狀，例如錠狀一次需吃3～4顆，胃乳則需10～20C.C.，但這只是救急，不能長期這樣吃。

　　振興醫院胃腸肝膽科主治醫師陳鴻運提醒，成藥或指示用藥的作用緩和，副作用較低，但若服用1、2次後

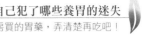

病情不見好轉，最好立即就醫。

　　坊間常見的胃藥有表飛鳴、正露丸、強胃散及制酸劑等，各有其優缺點，標榜的功效也都不相同，民眾服用前一定要先弄清楚療效及須注意的事項。

（採訪整理／吳佩琪）

小常識

藥局買的胃藥作用一覽表

	作用	注意事項
表飛鳴	屬於益生菌，可抑制腸道壞菌生長、促進腸胃道蠕動、預防便祕及脹氣。	不要食用過量，否則可能腹瀉。
正露丸	正露丸可抑制腸道異常蠕動，緩解急性腹瀉、腹痛。	含有抗乙醯膽鹼的成分，服用後可能會有口乾、便祕等副作用。

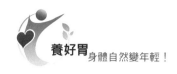

養好胃 身體自然變年輕！

	作用	注意事項
強胃散	主要成分是碳酸氫鈉、碳酸鎂、甘草、丁香、大黃及少量薄荷，能快速有效中和胃酸，適用於消化不良、食慾不振、胃酸過多及脹氣等。	對於已長期消化不良、嚴重消化性潰瘍或腸胃道出血病患，其療效有限。此外，甘草攝取過量可能會造成水腫。
制酸劑	是一般所稱的胃藥或胃乳，通常是複方的鎂鋁錠。制酸劑可中和胃酸，達到緩解胃痛的功效。	長期服用會造成胃酸減少，反而讓胃部細菌滋生。依成分比例的不同，也會造成副作用，例如鋁過多會造成便祕、鎂過多會腹瀉。

PART 5

吃對好食物，
找到自己的
養胃方式

學會辨別哪些是傷胃食物，
哪些是護胃食物？

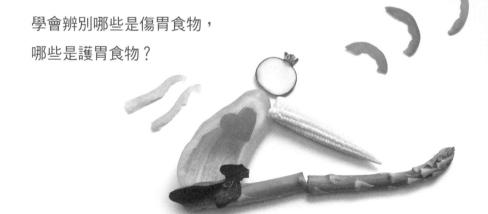

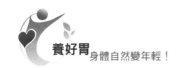

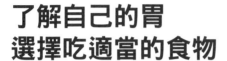

了解自己的胃
選擇吃適當的食物

　　面對胃痛、胃悶，每餐都要想怎麼吃才對，對胃病患者來說是件苦差事！有些食物含有果膠、黏液蛋白，對胃有保護效果；而太酸、太硬、太甜、太刺激的食物通常要避免，就算要吃也切忌空腹食用。這些基本原則以外，更重要的是，患者能否常觀照自己的（腸）胃狀況，來選擇適當的食物。

　　新店耕莘醫院營養師謝佑偵表示，從營養學的角度來看，「均衡飲食、定時定量」是很重要的，即使有些食物對胃壁黏膜有修復效果，還是別餐餐吃、吃太多，且要定時、定量，盡量別誤餐、暴飲暴食，也是非常關鍵的保養之道。

不同體質者
適合的健胃食材也不同

　　要談怎麼吃才健胃，必須先了解一種食物對胃的影響不是絕對的，食材本身的營養成分跟烹調方式、餐前或餐後吃、熱食或生食，對養胃都有影響，會隨著每個人的腸胃健康程度不同，而產生不同的反應，例如：秋葵雖然含黏液蛋白，但纖維質也較粗硬，若煮得不夠爛熟，或患者的腸胃剛急性發作，就不適合食用；鳳梨含粗纖維，腸胃健康的人吃了有助排便，但有胃病的人吃多了或空腹吃，都可能造成胃病惡化。

　　每個人體質各異，有些人又會對某些食物過敏，所以究竟哪樣食材是健胃或傷胃，實際狀況常因人而異。患者想找到屬於自己的養胃方式，除了從以往的食用經驗，來判斷怎麼吃最適合之外，也可諮詢醫師做（食物過敏）測試，避開過敏原。

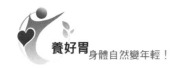

含黏液蛋白食物可顧胃
產氣食物要少吃

　　單從成分來看，含黏液蛋白、果膠的食物，對胃壁有保護作用，可幫助修復胃黏膜、抵抗胃酸，這類食物包括：秋葵、山藥、南瓜；而高麗菜有維生素U及K，可修復潰瘍，也是適合常吃的食物。

　　原則上，胃功能差的人可能常發生以下症狀：胃酸分泌多、胃痛、胃悶、胃脹氣。一般來說，不易消化、排空的食物不宜吃太多，像是糯米製品、油脂類；而易脹氣的人不要吃過多「產氣食物」，例如：花椰菜、豆類、高麗菜、牛奶、洋蔥、大頭菜、蘋果、香蕉、麵包、茄子等。

　　胃酸分泌過多或易胃酸逆流的人，要少吃冷食、味酸的水果，並避免空腹時吃水果，刺激性愈強的食物，要放到愈後面吃。此外，酵素、苦茶油對胃健康的人來說，有健胃效果，但對急性胃疾患者則不建議，刺激性可能太強，使用上需非常謹慎。

（採訪整理／葉語容）

小常識

傷胃VS護胃食物大PK

	傷胃原因	護胃原因	食用祕訣	適合對象
秋葵	纖維較粗硬	含黏液蛋白	把纖維煮軟，以免消化困難	
小麥製品		小麥製品比米飯好消化		適合腸胃不佳、慢性腹瀉者
牛奶	高鈣刺激胃酸分泌、喝多易脹氣	液狀好消化	有乳糖不耐症的人易腹瀉，可改喝優格	
香菇	纖維較粗硬		要把纖維煮軟，以免消化困難	適合脾胃虛弱、食慾減退
山藥		含黏液蛋白		適合脾胃虛弱、食慾不佳、腹瀉
南瓜		含果膠		
雞蛋	吃多易脹氣			
番茄	飯前食用易消化不良		飯後食用較佳	不適合脾胃虛寒者

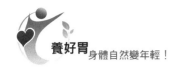

	傷胃原因	護胃原因	食用祕訣	適合對象
海帶		含有黏液，有助消化		不適合脾胃虛弱、痰多者、腹瀉者
蘋果	吃多易脹氣	含果膠		
木瓜		木瓜酵素、果膠助消化	胃寒者宜在飯後食用	
紅棗		消脹氣食物		不適合腹脹滿者，適合脾虛便軟者
薑、大蒜、陳皮		消脹氣食物	少量食用，吃太多具刺激性	適合胃寒者，吃薑可暖胃

資料來源／臺北市立聯合醫院和平院區中醫科主任葉裕祥、
新店耕莘醫院營養師謝佑偵

中醫顧胃食譜
教你食療調理這樣做

　　想要顧胃，臺北市立聯合醫院中醫院區中醫婦科主治醫師楊素卿建議用以下的中醫食療來調理！

1 顧胃聖品

　　首推「米精」，煮法就是用生米不斷熬煮到濃稠不見米粒。

2 整腸潤胃

　　平日飲食中，可多吃秋葵健胃，方式是秋葵先汆燙待涼，沾醬則以等比的薑汁、醬油及醋調和而成，這種吃法同時吃進秋葵的黏液及醋的鹼性，可促進腸胃蠕動，助消化、

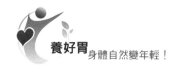

消便祕，還可增加胃壁黏膜。

③ 健胃粥

以陳皮3錢、生薑3片、蔥白2支，加生米及雞肉丁煮成雞肉粥。

④ 改善胃寒

吃生冷食物胃會不舒服的人，煮菜時可加1克肉桂粉。

⑤ 消脹氣

想消除胃部脹氣等不舒服感覺，可用砂仁2克、木香2克煮水喝，或加入米中煮飯，或是加入山藥（300克）煮成山藥湯後食用；若要加肉建議用排骨為宜，煮成山藥排骨藥膳。

（採訪整理／劉榮凱）

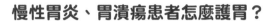

慢性胃炎、胃潰瘍患者怎麼護胃？

可用黃連1克、川七1克、蒲公英1克磨成粉泡熱開水來喝，或佐以熱水直接將藥粉服入。

其次，亦可善用薑棗顧胃特性，取紅棗3粒、生薑3片，煮成茶或直接沖熱開水來喝。

另外，可在豬肚內塞入丁香、茴香各3克，肉桂1克，燉到軟爛後食用，或豬肚內塞入上述3種香料，外加糙米、蔥薑，煮成糙米豬肚粥（糙米亦可和香料一起放入豬肚內，用電鍋蒸到軟爛後吃）。

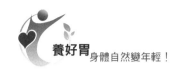

夏季養胃好飲品
喝出健康腸道

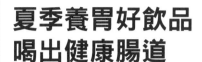

　　夏天悶又熱，只想來杯清爽飲料消暑氣、解口渴，卻擔心市售飲料含太多有毒添加物嗎？

　　中醫教你自己做飲品，生津止渴、潤肺養胃更健康！

　　豔陽夏日，冰涼的飲料成為大家的消暑聖品，但當過冰的飲料、食物進入體內時，容易傷害腸道健康。還有什麼養胃飲品，可在炎炎夏日代替冰涼飲料呢？臺北市中醫師公會名譽理事長陳潮宗推薦適合一般人照顧腸道的茶方、湯方，讓你養胃還可消暑熱、防中暑。

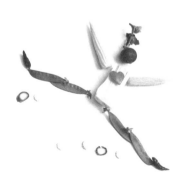

護胃茶方

❶ 蜂蜜決明茶

功效 決明子能清熱明目，此茶飲可預防夏日燥熱便祕，口乾舌燥，其中生決明子潤便效果較強，熟決明子較為緩和。

材料 生或熟決明子30克、蜂蜜適量。

作法 將決明子放入鍋中加水1000cc煮滾後，燜10分鐘後去渣，放涼後加入適量蜂蜜，溫熱或放涼飲用皆可。

用法 分早晚2次，飯前飯後皆可飲用，一天量不超過1000cc.。

禁忌 腹瀉者勿飲用。

❷ 生脈飲

功效 其配方黨蔘能健脾，麥門冬可滋潤利尿，促進新陳代謝，五味子可刺激食慾，平衡體內電解質；此茶飲生津止渴、潤肺養胃，可補充夏天的體力和所需

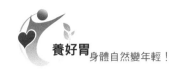

水分，亦可防中暑。

材料 黨蔘10克、麥門冬10克、五味子2克。

作法 將所有材料放入鍋中，加水1000cc煮滾後，燜10分
鐘後去渣取汁飲用，溫熱或放涼飲用皆可。

用法 可當日常茶飲，每日1劑。

養胃湯方

❶ 四神湯

功效 這四味藥具有補益脾腎，厚實腸胃的功能，對於脾
虛、消化不良、易拉肚子的人非常適合。此外，也
可加入一些薏苡仁及豬小腸，薏苡仁可加強利濕效
果，而豬小腸內含大量消化酶，可完全消化吸收。
四神湯能作為長期藥膳使用，具有增進食慾、補
脾、健胃、止瀉的效果。

材料 蓮子、芡實、茯苓、淮山（山藥）各一兩。

作法 加水燉煮。

❷ 苦瓜黃豆排骨湯

功效 苦瓜味苦性寒，但具有清熱瀉火的效果，也有排毒功效；黃豆是下氣、利大腸、消水腫毒的食物。此湯具有補脾益氣、消熱解毒的功效，可促進腸道排洩功能、維護腸道健康。

材料 新鮮苦瓜500克、黃豆200克、排骨250克、生薑3～4片。

作法 先將所有材料洗淨，苦瓜去核切塊，接著以鹽水浸泡約15分鐘，黃豆浸泡片刻，排骨切成段狀。將切好材料放入鍋內，加入清水1200cc，滴入少許食用醋，先用大火煮沸後，改用文火煲1個小時，等到水量煮到剩600至800cc（約3～4碗水量），再加入少許食鹽調味即可。

（採訪整理／劉榮凱）

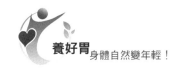

早餐飲品
對味不一定對「胃」

　　忙碌的上班族常常趕著打卡開會，有時只喝飲料當早餐，真能獲取工作該有的精力與能量嗎？就算早餐有吃健康的主食，胡亂選擇飲品，當心喝進高熱量、高脂肪，反而造成健康負擔！

解析 4 大早餐飲品

❶ 奶茶

　　早餐店菜單必有的飲料奶茶，是許多人不可或缺的飲料。馬偕醫院臺北院區營養師趙強表示，「奶茶是很糟糕的飲品，多半是紅茶加上奶精，奶精不是牛奶，基本上是油脂

加上澱粉，是飽和脂肪組成的固體油，沒有營養。」此外，奶茶也添加了許多砂糖，凡是加了過多白砂糖的飲料都是不健康的。

趙強營養師及榮新診所營養師陳韻帆同聲呼籲，外食族要避開奶精、煉乳、奶油球，因為這三種都是最差的選擇，熱量高、脂肪又多。

❷ 牛奶

牛奶是早餐很好的選擇，若想維持身材，應盡量選擇脫脂、低脂的牛奶。牛奶所含的脂肪量相差很大，240cc的全脂牛奶，有8克脂肪；240cc的低脂牛奶，有4克脂肪；240cc的脫脂牛奶，0克脂肪。

❸ 豆漿

許多女性會選擇豆漿作為早餐的飲品。陳韻帆營養師說，豆漿含有大豆卵磷脂和異黃酮，對於女性、肝臟不好的人來說，無糖豆漿是非常好的飲料。

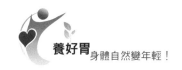

　　如果不喜歡無糖豆漿的味道，可嘗試把無糖豆漿加入咖啡、抹茶中。不過，假使早餐已經吃下很多蛋白質，像是肉類，再喝豆漿，將攝取過多蛋白質，這時可改喝低糖的薏仁漿或穀類飲品。

　　豆漿的植物性脂肪相較於動物性脂肪，對身體較好。一般早餐店沒有時間遵循古法磨製豆漿，大多以粉沖泡。對此，趙強營養師與陳韻帆營養師皆表示，粉泡豆漿的營養價值還是存在，就像早餐店賣的保久乳一樣，仍有營養價值。

④ 保久乳

　　早餐店販賣的保久乳，一般不會添加防腐劑，但店家會將保久乳來回加溫，可能間接破壞一些營養素。若不嫌麻煩，也可利用假日時到超市購買保久乳，先放在家中，上班時直接帶到公司飲用。

　　至於柳橙汁、蘋果汁，很多店家是用調味果醬調出來的，這種飲料營養價值沒有現榨的果汁好。

要咀嚼
消化系統才會「動」

　　常有睡過頭趕著上班上課的上班族與學生，因時間來不及，以一杯飲料當作早餐。陳韻帆營養師說，不建議早餐只吃流質食物，因為人體必須經過咀嚼去喚醒消化器官工作，如果吃流質食物，會讓消化器官怠惰。像有些人喝精力湯當早餐，營養看似夠了，少了咀嚼動作，會因消化器官怠惰運作，出現緩瀉現象。

　　中醫觀點認為，早上的經脈走到消化器官，像是胃經等，因此建議一定要吃營養的早餐，如果連早餐都不吃，對身體有害無益。

　　此外，有些人晚餐吃得早，如果隔天不吃早餐，等於超過12小時未進食，這種情況類似「禁食」，等到中午才吃便當，為了消化油脂，腸胃需分泌很多膽汁，最後可能產生膽結石，反而對身體不好。

（採訪整理／吳宜宣）

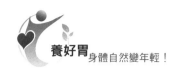

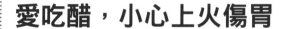

愛吃醋，小心上火傷胃

　　賣場、養生節目、媒體、網路等，凡是能接觸消費者的管道，都可見廠商用力地推廣喝醋的諸多好處，真是如此嗎？其實，稍不留意，不當使用也可能產生負面效果。像連續一、兩週早上空腹喝醋，就可能出現胃脹、胃潰瘍的現象。

各式水果醋
功能大不同

　　根據中醫典籍的記載，或西方營養學理，醋具有某些養生功效，不過很少單獨使用。

　　《本草備要》說明：「醋能散淤解毒、下氣消食、開胃氣、散水氣等」，亦即能夠促進腸胃道蠕動、助消化、消水

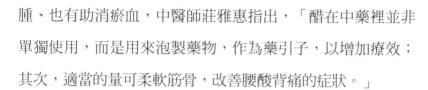

腫、也有助消瘀血，中醫師莊雅惠指出，「醋在中藥裡並非單獨使用，而是用來泡製藥物，作為藥引子，以增加療效；其次，適當的量可柔軟筋骨，改善腰酸背痛的症狀。」

以營養學的角度，醋最早用來調味，例如：烤肉可用來去腥、烹調時可增加風味，像橙汁排骨。不過，現在已做許多改良，如將水果拿來釀醋，醋裡就有水果的營養素，不同的水果醋還有不同功能。

臺北醫學大學附設醫院營養師李青蓉解釋，「柳橙、鳳梨有消化酵素，吃肉後喝柳橙醋、鳳梨醋，有解油膩、去油脂等效果；蘋果醋、柳橙醋富含果膠質，可促進腸胃蠕動；李子醋、梅子醋較酸，亦能刺激腸胃道蠕動，有助解便祕。」

4 大錯誤飲醋法

雖然醋有諸多好處，仍要注意使用方法：濃淡合宜、適時適量。以下是常見的錯誤用法。

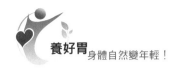

錯誤1

直接喝未稀釋的醋

　　坊間業者常強打的訴求是：「醋是鹼性，能中和酸性體質。」可是，還沒喝到，光聞醋的酸味，胃已分泌大量胃酸，刺激胃壁、傷害胃黏膜，造成胃不適。所以，喝醋的第一步要先稀釋，李青蓉營養師也提醒，「喝稀釋過的醋，經消化吸收，醋才會有益健康。」

錯誤2

把醋當冷飲

　　在一頓大魚大肉後，有些餐廳會奉上冰冰涼涼的水果醋讓客人去油解膩，莊雅惠中醫師卻認為，「冰涼的醋易刺激腸胃，也容易上火，不但不養生還可能傷身。」話雖如此，醋也不需加熱再喝，只要溫度和室溫差不多即可。

另外，就中醫觀點，醋屬燥熱性質，因此，莊雅惠中醫師建議「體質偏燥熱的人，需搭配一些涼性食物，例如番茄、蓮霧、白木耳、柳丁，中和效果。」

錯誤3

開懷暢飲，以為喝愈多愈好

一般的醋多用來烹調入味，可依個人喜好增減，若是未稀釋的水果醋，一天不宜喝超過100C.C.。李青蓉營養師補充，「人一天喝果汁以200C.C.為限，水果醋濃度較高，減半為100C.C.，如此，營養就很足夠。」

錯誤4

亂點鴛鴦譜，錯配茶、咖啡、乳製品

要特別留心，醋不宜同時和茶、咖啡、乳製品飲用。因茶和咖啡有單寧酸，會破壞水果醋的營養素；而醋酸會讓乳

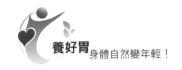
製品凝結成塊，影響鈣質吸收。

兩種體質
不宜直接飲醋

如果是一般烹煮、調味用的醋，在烹調過程已揮發，較沒禁忌，若直接喝醋，可能要先衡量自己的身體情況：

1. 肌肉容易酸痛者

屬於乳酸容易堆積的體質，李青蓉營養師表示，「不宜直接喝醋，否則會讓乳酸堆積更嚴重。」

2. 有慢性胃炎者

莊雅惠中醫師建議，「切勿空腹飲用，即使飯後喝，也別大量喝濃度太高的醋，避免腸胃道受傷。」

（採訪整理／林淑蓉）

PART 6
不上火，
吃美食有訣竅

如果想吃麻辣鍋、年節想吃大餐，
該怎麼聰明吃才能減少腸胃不適？

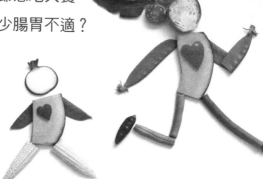

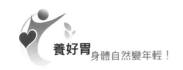
這樣吃麻辣鍋，腸胃才不著火

　　吃頓滾燙的麻辣鍋，是不少人的美食享受，但腸胃不夠「堅強」的人，享受口腹之慾後，可能得付出些許代價，少則多跑幾趟廁所，慘烈者則痔瘡發作，得到醫院報到。

麻辣鍋
為何讓人「吃不消」？

　　很多腸胃科門診發現，常有民眾食用過油或過辣的麻辣鍋，導致腸胃道不適，拚命上大號，甚至拉肚子。此外，麻辣火鍋的強烈刺激性，會刺激胃酸分泌，進而傷害胃腸黏膜，甚至引起食道、大腸充血性黏膜病變，及蠕動功能性亢進。

　　振興醫院大腸直腸外科主任林華卿表示，麻辣鍋裡的辣

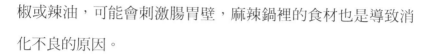

椒或辣油，可能會刺激腸胃壁，麻辣鍋裡的食材也是導致消化不良的原因。

麻辣鍋內多是牛、羊、豬肉、毛肚皮、肥腸等高蛋白、高脂肪的食材，加上金針菇等純纖維的蔬菜，如此複雜的食物組合，大量攝取以致營養不均衡，必然造成胃腸消化不良，也較會引發胃腸短暫不適，如一直上大號，或腸胃蠕動比平常厲害，多數人過1、2天後，腸胃會自行調整，但也有很多人因腹瀉或痔瘡發作，上醫院就診。

腸胃不好、糖尿病
和肝硬化者少碰為宜

一般來說，患有糖尿病、肝硬化、慢性胃炎、消化性潰瘍、胃腸急躁症、非潰瘍性消化不良症候群等疾病，皆不宜吃太過麻辣的料理。

林華卿醫師解釋，腸胃不好的人本來就不該吃麻辣鍋，因鍋裡的食材或辣椒會刺激腸胃，要吃也是少量，頻率不

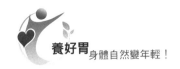
宜過高；而食材卡路里太高，也不適合糖尿病患者食用；此外，食材油汁多，會刺激膽汁分泌，對肝膽器官有害，肝硬化患者也最好少吃。

嗜辣營養師
減輕腸胃不適的祕訣

儘管湯頭和食材辣過火，對身體衝擊甚大，可是，想吃辣的人就是無法抵擋麻辣鍋的魅力，從小愛吃辣的馬偕醫院台北院區營養師趙強最能體會這種矛盾，想稍微免除腸胃不適的後遺症，吃辣吃出心得的他建議，不妨把握吃麻辣鍋前、中、後的些許技巧。

TIP1 大啖麻辣鍋前，選對食物墊底

坊間有人建議，吃麻辣鍋前，先喝一杯純冬蜜，趙強營養師表示沒聽過，但他提及，很多饕客會在吃麻辣鍋前，喝

胃乳、牛奶、優酪乳墊底，這是因為胃乳、牛奶、優酪乳會在腸胃形成保護膜，舒緩麻辣引起的腸胃不適、鎮定口舌間的麻辣，此外，也能稍為稀釋辣油，畢竟蛋白質是很好的酸鹼值調合物、不錯的腸胃道緩衝物。

人體沒辣覺，麻辣吃多了，會造成腸胃不適，產生痛覺，如果吃麻辣鍋前，先吃些東西墊底，的確能稍微減緩麻辣帶來的刺激感。所以，趙強營養師提醒，不要空腹吃麻辣，吃辣前先吃些米飯等清淡食物，有助胃部分泌黏液保護胃壁。

至於坊間相傳，空腹時吃麻辣鍋，絕對不要先吃鴨血，以免鴨血吸滿辣油，太刺激腸胃，易拉肚子，趙強營養師認為，重點應該仍是「不要空腹吃麻辣」。

TIP2 大啖麻辣鍋時， 6步驟涮淡辣油

趙強營養師說，吃麻辣鍋前，鍋面會浮出一大片辣油，吃完後，會發現辣油變少了，因辣油在加熱時會附著在食材上，不管是從鍋底撈料，或注意食材下鍋順序，「吃下肚，

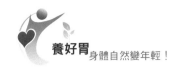

還是會全部吸收。」若想吃得健康點，以下6個小步驟，供你
做參考：

1. 先點鴛鴦鍋

　　用清湯鍋煮易吸附油脂的葉菜類、豆腐類、豆皮等，降低
油脂攝取。海鮮類與麻辣湯底味道不搭，建議放入清湯鍋煮。

2. 選小辣的鍋底

　　小辣可適當提升代謝，大辣不但太刺激，且辣豆瓣醬、
辣油會隨之增加，脂肪、熱量也會飆升！

3. 舀碗不辣的清湯洗油

　　從麻辣鍋撈起火鍋料後，過一下清湯，去掉油脂再入口。

4. 選對時間涮火鍋料

　　火鍋湯大滾時，中間的油會跑到鍋緣，可趁這時用中間
的湯底涮火鍋料。

5. 湯頭太辣，加入茶水

因麻辣鍋屬重口味，加入茶水，味道不會很奇怪，因此，可用茶水沖淡辣味，別再加入高湯。

6. 撈除浮油

準備湯匙，當湯底產生愈來愈多浮油，就用湯匙撈除。

TIP3 吃完麻辣鍋後，補充乳酸菌健胃整腸

應付麻辣大餐後的腹瀉危機，「優酪乳」提供不錯的幫助。趙強營養師解釋，優酪乳裡的乳酸菌，主要功能是分解乳糖及蛋白質，幫助消化吸收，其次，能增加腸胃道中的有益菌，抑制有害菌生長。要注意的是，「活性」乳酸菌才能健胃整腸。但吃完麻辣鍋後喝優酪乳，可能要看個人習慣，有些人覺得這種搭配很奇怪，若吃完麻辣大餐後，身體承受不了「辣過頭」的負擔，還是「少吃麻辣最好」。

（採訪整理／吳皆德）

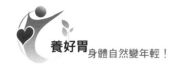

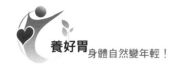

小常識

吃麻辣鍋，哪種飲料能去辣、解油膩？

　　振興醫院大腸直腸外科主任林華卿表示，站在醫師立場，白開水最好，或少吃麻辣鍋也可以，像坊間一些搭配麻辣鍋的偏方，他認為應該是饕客的心理作用。

　　不過，有關吃麻辣鍋解辣的飲料很多種，有人說喝冰牛奶、豆漿有效，有人說喝茶能解油膩。也有人選擇喝汽水，因為能快速幫助消化，也能解辣。還有人講述，酸梅汁中的酸味有中和辣味的作用，不少麻辣鍋的店家就強力熱銷，酸梅汁儼然成為麻辣鍋的熱門搭檔。

　　對此，馬偕醫院台北院區營養師趙強說，不管是哪種飲料，都是靠冰冰熱熱的感覺來解油辣感，此外，也能藉由茶葉的澀味去油膩。再者，可樂也是不錯的選擇，他笑說，母親都用可樂洗豬腸，特別能去除豬腸的油膩感，所以，搭配哪種飲料可去油膩、解辣，完全看個人喜好。而對愛吃辣的他來說，最能解辣、去油的妙方就是喝一杯溫熱的茶水。

（採訪整理／吳皆德）

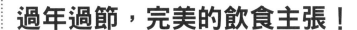

過年過節，完美的飲食主張！

　　每到年節，少不了大魚大肉的誘惑，該如何挑選年菜，才能減少腸胃負擔？「中國習俗喜歡『年年有魚』，習慣不將魚吃完，」但新光醫院營養師王櫻芳建議，「不要煮過量，隔餐再吃會影響風味，」一旦限量，也較不會造成家人腸胃的負擔。

　　王櫻芳營養師說，從食物煮好到放進冰箱儲存，中間最好不要相隔4小時以上，以免食物腐敗。尤其是年節期間，容易攝取過多的蛋白質，更要注意食物的烹煮和保存。她的作法是，把一部分食物先分出來，每一餐盡量現煮現吃，既新鮮又美味。

　　若要預防禽流感疫情，王櫻芳營養師提醒民眾，雞肉、蛋類要煮熟，雞蛋破殼前一定要先用流動的清水洗淨蛋殼，

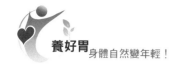

而且避免和其他食材混在一起,防止相互污染。

新鮮最重要
先吃蔬菜再吃肉

前振興復健醫學中心營養師謝宜芳,雖然全家茹素,同樣會配好每一餐的菜飯分量,盡量不讓食物留到下一餐。「人的胃可吃500～800g的食物,約等於3個飯碗的量,以全家5個人計算,最多煮4000g(約等於7台斤)的東西就夠了。」

她也很講究上菜的順序,一般家庭都先上大魚大肉,最後才上素炒青菜,其實應該反過來。「前幾道先清淡、多蔬菜,接著喝湯,再補充蛋白質,最後才視需要添飯或吃年糕。」如此不但兼顧美味與健康,對糖尿病患者來說,也不用擔心血糖悄悄飆升。

此外,謝宜芳營養師提醒,芥菜有豐富的纖維,是理想的蔬菜,但如果和排骨、肥肉一起烹煮,其中的纖維會大量吸收油脂,變成過油的菜餚。「換心或加裝心臟瓣膜,並服

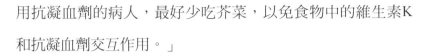

用抗凝血劑的病人，最好少吃芥菜，以免食物中的維生素K和抗凝血劑交互作用。」

過年最容易攝取過多的蛋白質，最好在主菜之前上一些清淡的拼盤、燙青菜，或喝清湯，同時對各類食物自我節制。王櫻芳營養師表示，「如果前一餐吃得豐盛，接下來兩餐最好少吃一點。最怕年節從頭到尾大吃大喝，又不清楚食物的種類和歸屬。」

辣椒取代辣油
減少胃負擔

年糕是過年不可或缺的食物，但王櫻芳營養師指出，年糕不僅是甜點，更是主食（澱粉），所以吃兩片年糕，就要少吃半碗飯。謝宜芳營養師則分享自己料理年糕的方式，切成一小塊一小塊，放在不沾鍋（不放油）或烤盤上烤，不油膩且口感不錯；至於蘿蔔糕，用蒸的代替煎炸，搭配自製沾醬，就能讓全家人讚不絕口。

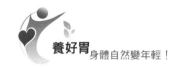

　　在煲湯及火鍋的調理方面，王櫻芳營養師認為，將雞肉或雞腿去皮煮湯，絕對優於排骨湯，油脂少，普林也低，心血管疾病、膽結石或痛風等慢性病者，較可放心品嘗。如果雞隻太肥，建議前一天先冰湯，刮掉上層的浮油，再加熱來喝；若高湯已加料成為火鍋湯，建議少飲為妙。

　　冬天不少民眾喜歡吃麻辣鍋，王櫻芳營養師會以高湯加辣椒粉，或高湯煮辣椒的方式增加辣度，取代過量的辣油。「胃腸不好或胃潰瘍患者，最好避免吃太刺激、太油膩的食物。」至於火鍋沾醬，她也會提醒家人少用沙茶醬，避免攝入過多的油和鹽，改用蔥、薑、蒜加花生粉、醬油做成的花生粉醬，讓身體的負擔輕一點。

見好就收
飲食不過量

　　如果打算買熟食來加菜，要注意食物的包裝和保存環境，選擇大一點的廠牌較有保障。「前幾年我曾經嘗試買配

送年菜，但還是覺得自己烹煮的菜，口感最新鮮。」王櫻芳營養師說，與其選擇菜色及食材，不如「選擇烹調方式」，對身體的照顧更多。

最重要的是「細嚼慢嚥」。一般來說，飯後須經過15～20分鐘，才會感到飽足，兩位營養師建議，進食的時間要超過20分鐘，囫圇吞棗、狼吞虎嚥的吃法，會多攝取只增加體重和負擔的食物。

「吃團圓飯怕過量，可先取一些放在盤子裡，以此為限；如果飲酒，也不要超過100cc。」此外，年節期間市場不營業，很多人會忘了多吃蔬果，王櫻芳營養師和謝宜芳營養師皆強調，飲食要均衡，才能歡度春節，健康回到工作崗位。

（採訪整理／張慧心）

小常識

絕配火鍋沾醬，清爽新吃法

名稱	主要成分	作法	特色
橙桔沾醬	客家桔醬、味醂	混合調勻即可	酸甜適中、適合涮肉片用
水果醋醬	蘿蔔泥、淡色醬油、水果醋、花生粉及辣粉少許	除蘿蔔泥外，其餘材料先調勻，再置入一團蘿蔔泥	適配日式火鍋或麻辣火鍋
芥末沾醬	黃芥末醬、味醂、醬油、白醋	將所有材料攪拌均勻即可	汆燙海鮮最佳沾醬
優格沾醬	優格或優酪乳、番茄醬、蜂蜜、鰹魚醬油	將所有材料攪拌均勻即可	也可當沙拉醬來用
蜂蜜芥末醬	等量芥末及蜂蜜	混合調勻即可	燙青菜最佳沾醬
桑椹醬汁	桑椹果醬（含果肉）、味醂、醬油	所有材料調勻即可	
豆乳沾醬	豆腐乳、蔥、薑、蒜末、芝麻醬、白醋、辣粉少許	海帶昆布高湯、所有材料調勻即可	適用於海鮮鍋、羊肉爐、酸菜白肉火鍋沾醬

PART 7

最後提醒，
養胃這樣做才對！

不要暴飲暴食，少吃油膩食物、適時紓壓，
就能避免八成以上的胃部疾病。

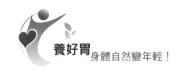

不可不知的
3大養胃觀念

　　胃痛總是打擾生活,胃食道逆流、胃酸過多常讓人坐立難安?3個養胃觀念,你不可不知!

　　佳萱是個工作能力強的補習班導師,一個人要管理300個學生的她,常常誤餐、總把公事擺第一;3年前得了胃潰瘍後,為了調養身體,換了個步調較慢的新工作,腸胃好很多,不過,仍改不掉愛喝咖啡的壞習慣,所以腸胃不時還是會鬧脾氣。

　　在IT產業擔任銷售經理的睿基,平日工作時間長、壓力大、經常出差,不是常應酬喝酒就是餓過頭,吃完消夜就準備上床,久而久之,腸胃開始出問題,十二指腸潰瘍合併胃

酸過多，還有輕微的胃下垂。所幸他聽從醫師建議，吃藥抑制胃酸分泌，勤健走和練瑜伽，還找來一塊平整的木板，斜靠在床上及牆壁間，形成一個斜面，每天頭下腳上躺在木板上30分鐘，所幸幾個月後，胃下垂的毛病改善很多。

絕大多數胃病患者
都是「自己害自己」

胃是很敏感的器官，臺北市立聯合醫院中醫院區中醫婦科主治醫師楊素卿說，絕大多數胃病患者都是「自己害自己」，唯有養成良好的飲食習慣，適度運動、紓壓不焦慮，胃病才會自動遠離。

花蓮慈濟醫院內科部主任陳健麟表示，「胃部不適」是一種通稱，形成的原因各不相同，其中，占最大宗的胃食道逆流、消化不良、潰瘍患者，多半是飲食不當、壓力過大造成，可以參照胃食道逆流症的衛教內容，不暴飲暴食，少吃油膩食物、適時紓壓，就能避免八成以上的胃部疾病。

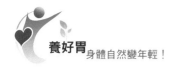
養胃觀念1
多吃含果膠、黏液蛋白的食物

　　胃的功能是利用胃液將食物腐蝕、分解，調整其軟硬度後送到小腸吸收。奇美醫院胃腸肝膽科主治醫師謝秉欣分析，胃液中主要成分是具強酸性的鹽酸，也就是「胃酸」，而胃壁避免被腐蝕的保護因子是「胃壁黏膜的表皮細胞和其分泌的黏液」，所以多吃含有果膠、黏液蛋白的食物，如：

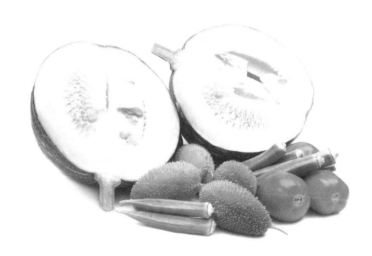

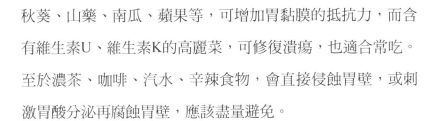

秋葵、山藥、南瓜、蘋果等，可增加胃黏膜的抵抗力，而含有維生素U、維生素K的高麗菜，可修復潰瘍，也適合常吃。至於濃茶、咖啡、汽水、辛辣食物，會直接侵蝕胃壁，或刺激胃酸分泌再腐蝕胃壁，應該盡量避免。

養胃觀念2
勿讓壓力傷胃

　　謝秉欣醫師指出，胃病的起因與壓力有很大關係，壓力會促使自律神經失調，一方面刺激胃酸分泌，同時也減低胃壁黏膜的防護力；所以長期處在壓力下，再加上三餐不定時定量、空腹時間長，對胃造成的傷害很大。

　　研究發現，處在壓力下，短時間內就能傷害胃的健康，但修復胃壁卻沒有特效藥，只能營造適合胃壁養護的環境，方能見效，所以「預防勝於治療」，盡量不要長期處於過大的壓力下。

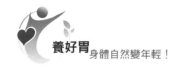

養胃觀念3
避開錯誤進食習慣

　　有些人得了腸胃疾病又不懂得飲食技巧，長期消化、吸收不好，造成營養不良，外貌看起來精神萎靡、也老得快，所以胃、腸健康與營養息息相關。保養之道除了盡量維持規律作息，也要學習以飲食來護胃，減輕胃的負擔，進而提升胃壁抵抗胃酸的能力，並維持充足的營養供給。

　　陳健麟醫師指出，人類愈文明，工作時間就愈長、時間感愈急迫、壓力愈大，下班愈晚，建議不管多忙都要盡量照三餐進食，避免吃消夜或壓力大就拚命吃甜食點心，改正不良的飲食習慣，才能讓胃健康。

（採訪整理／張慧心、葉語容）

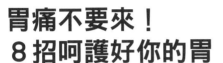

胃痛不要來！
8 招呵護好你的胃

唉呀！又胃痛，止痛藥老往嘴裡塞？今天起改掉壞習慣，真正呵護你的胃。胃癌是國人十大癌症死因第6名。國人常輕忽胃痛，錯過早期治癒黃金期。改善胃部問題，就從現在開始！

胃痛就醫別害怕
解黑便才需照胃鏡

生活緊張壓力大，上班族情緒緊繃引發胃痛時，常吞胃藥救急！一旦胃不舒服已持續一段時間，甚至引發貧血、解黑便、嘔吐、體重減輕時，就是很大的警訊，一定要趕快就

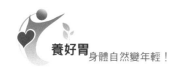
醫。不管是家醫科、內科或是肝膽腸胃科，只要是合格醫師都可以治療胃病。

慈濟醫院台北分院肝膽腸胃科主任兼檢查室主任王嘉齊說，許多病人害怕來看腸胃科，以為胃不舒服就一定要照胃鏡。其實不一定，病人就醫，醫師會先問診，大多數的病人可利用藥物來治療功能性胃病，若症狀減輕，就不需要做胃鏡；但若已出現解黑便、或半夜胃痛的症狀，通常要立刻照胃鏡。

胃痛至醫院看診
醫師可協助判定是否有肝膽問題

胃痛要及早就醫，王嘉齊醫師提醒還有一個重要原因是：醫師可幫助確認除了胃部問題外，是不是有肝、膽的問題。因為很多病人是肝癌或是膽結石，但就醫時卻都說是胃痛，醫師可協助判定是否有其他肝膽問題，以早期發現。

目前治療胃部常見的有制胃酸藥物（可阻斷、中和胃酸

分泌）、治療幽門螺旋桿菌的三合一殺菌劑，還有目前療效很好的氫離子阻斷劑（可阻斷、中和胃酸分泌）。這些都可以即時治標，也就是治療症狀。目前上消化道的問題，約九成九都可靠這些藥物中和胃酸。

王嘉齊醫師強調，「目前治療胃病的藥物療效都非常好，但是治療胃病必須一半靠醫師治療，一半靠病人改變飲食習慣，才能一勞永逸解決胃部問題」。

從飲食、生活習慣
改善胃的問題

上消化道系統的問題需要從飲食和生活習慣著手，以下8點能幫你改善腸胃健康，遠離腸胃問題：

1. 吃東西定時定量，不要暴飲暴食、過餓或是過飽

當然也不要吃得過於油膩，每餐飯保持在七、八分飽最好，吃東西要細嚼慢嚥。

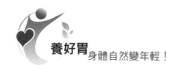

2. 避免吃刺激性食物，如烈酒、濃茶、咖啡及辛辣物

　　如果個人長期喝濃茶並無不適，表示身體可以適應，也就不需要太拘泥而不吃。

3. 蔬菜水果不可少，多吃白肉代替紅肉，適當補充奶製品

　　一般來說，牛奶可以中和胃酸，但是牛奶中的鈣離子也會刺激胃酸再次分泌，該不該喝，必須看個人的適應情況而定。

4. 注重早餐

　　很多上班族不吃早餐，這對身體一天能量活動分配不利，最容易傷胃。

5. 注意飲水和食物的衛生品質

　　不吃被微生物或細菌污染的食物，尤其是煙燻、霉變食品。

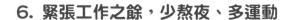

6. 緊張工作之餘，少熬夜、多運動

　　進食要保持心情愉悅，因為心情也會影響胃酸分泌多寡。我們的心情好壞可以透過大腦、內分泌和自主神經系統的交感和副交感神經，改變胃腸的蠕動和消化液的分泌。長期處於壓力狀態的人，不僅食不知味，也較易罹患消化道疾病。

7. 有胃食道逆流的人睡前不要進食

　　因為平常站著，胃酸不會逆流，可是晚上一躺下，胃酸就會逆流到食道、口腔。睡前3小時不吃東西、枕頭高度稍微調高，高於30度，有助於改善胃食道逆流。

8. 不吸菸及避免喝酒

　　書田診所胃腸肝膽科主任王志堂表示，醫學文獻上已經證實吸菸和喝酒比較容易引發胃食道逆流。

（採訪整理／吳皆德）

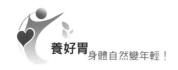

編輯後記

為自己打贏健康保「胃」戰！

文／葉雅馨（大家健康雜誌總編輯）

每個人都可能有過胃不舒服的經驗，一時感到脹氣、絞痛、翻騰等，這些胃痛的問題，有可能是消化不良、胃脹氣、胃食道逆流，甚至胃潰瘍等胃部疾病。其中，胃食道逆流更是不少人遇到的問題，有統計發現，近10年來，有胃食道逆流困擾的國人就比過去增加了10倍左右，另外，超過二成的患者，即使已出現明顯的症狀，仍不自覺有胃食道逆流。

《養好胃，身體自然變年輕！》這本新書，一開始即針對最困擾人的胃食道逆流做介紹，其他包括胃炎、胃潰瘍、消化不良等胃痛，都有詳盡說明。我們透過有系統的企劃編輯，全書分別採訪各大醫院的胃腸專科醫師、中醫師及營養師，為讀者提供完整實用的「保胃」知識。

本書在每個胃部疾病的症狀上，都會先描述一段案例，

讓讀者清楚了解遇到疾病的經過。編輯更運用圖表、小常識的整理，讀者閱讀時能更清楚了解文章重點，從中檢視自己的飲食習慣和選擇適合自己的養胃方式。

本書更感謝三大消化內科權威：臺灣消化系醫學會理事長林肇堂、林口長庚醫院胃腸科教授陳邦基、臺大醫院健康管理中心主任吳明賢，為本書做專業的審訂推薦。三位名醫所寫的推薦序，篇篇精彩，其中，對《大家健康》雜誌出版好書的佳評肯定，更是讓我們編輯團隊感到榮耀！

臺大醫院健康管理中心主任吳明賢在推薦序中引了胃腸醫學界流行的一句話：「胃為心之窗」，亦深有同感，因為情緒與壓力易造成胃腸疾病，尤其上班族在維護身體健康時，更應懂得紓壓。2012年底，我們曾出版《紓壓，找到工作的幸福感》一書，即曾告訴讀者壓力易誘發腸胃疾病，書中也教讀者如何紓壓。

《養好胃，身體自然變年輕！》這本新書，更針對胃部的保健，提出養好胃的正確觀念，適合上班族、女性朋友閱讀，為自己打贏健康保「胃」戰！

好胃，身體自然變年輕！

編　　　輯／葉雅馨
　　　　編／楊育浩
執 行 編 輯／蔡睿縈、林潔女
文 字 採 訪／張慧心、梁雲芳
封 面 設 計／廖婉甄
內 頁 排 版／陳品方

出 版 發 行／財團法人董氏基金會《大家健康》雜誌
發行人暨董事長／謝孟雄
執 　 行 　 長／姚思遠

地　　　　址／臺北市復興北路57號12樓之3
服 務 電 話／02-27766133#252
傳 真 電 話／02-27522455、02-27513606

大家健康雜誌網址／www.jtf.org.tw/health
大家健康雜誌部落格／jtfhealth.pixnet.net/blog
大家健康雜誌粉絲團／www.facebook.com/happyhealth

郵 政 劃 撥／07777755
戶　　　　名／財團法人董氏基金會

總 　 經 　 銷／聯合發行股份有限公司
電　　　　話／02-29178022#122
傳　　　　真／02-29157212

法律顧問／眾勤國際法律事務所
印刷製版／恆新彩藝有限公司
版權所有·翻印必究

出版日期／2014年7月16日初版
定價／新臺幣250元
本書如有缺頁、裝訂錯誤、破損請寄回更換
歡迎團體訂購，另有專案優惠，
請洽02-27766133#252

國家圖書館出版品預行編目(CIP)資料

養好胃,身體自然變年輕! / 葉雅馨總編輯. --
初版. -- 臺北市：董氏基金會<<大家健康>>
雜誌, 2014.07
　面；　公分
ISBN 978-986-90432-1-2(平裝)
1.胃疾病 2.保健常識
415.52　　　　　　　　　　103012093